除了野蛮国家，整个世界都被书统治着。

司母戊工作室

诚挚出品

历史、当下及未来的大流行病

［德］
海纳·房格劳 阿冯斯·腊碧士 著
李雪涛 等 译

BY

Heiner Fangerau
Alfons Labisch

人民东方出版传媒
People's Oriental Publishing & Media
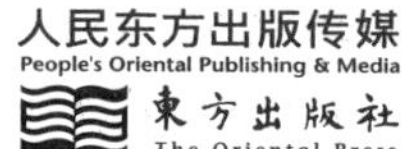
東方出版社
The Oriental Press

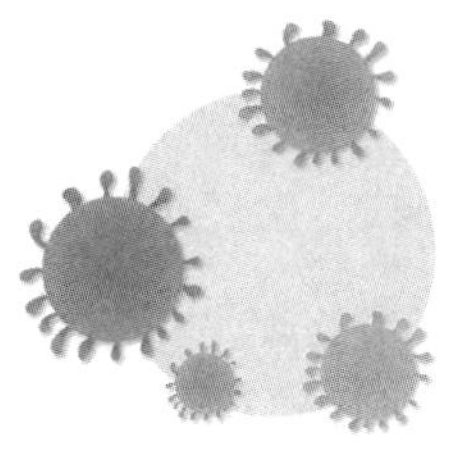

中文版序

我们今天所处的时代，今后可能会作为世界历史的转折期而载入史册。几十年来，备受争议的全球化已经完全变成了现实。新的生产手段，即电子数据处理，无疑已成为全球生产关系的基础。借助于 5G 技术，整个世界将在几千分之一秒内彼此联系在一起。

正如人类在全球范围内已经彼此紧密相连一样，我们目前经历的新冠疫情，同样正不可避免地严重破坏着国际的交往：全球供应链、全球商品和服务，以及人员的流动已经中断了数月，并且这种情况可能还会持续数月。新冠肺炎并非 21 世纪的第一场瘟疫，但以西方纪元来看，这确实是在第三个千年内第一次真正波及全球的瘟疫。同时，新冠肺炎也是第一个大规模的流行性传染病，无论身处何方，你都可以通过互联网、智能手机和社交媒体实时准确地获悉各洲各国的疫情，这在人类历史上是前所未有的。最终，新冠肺炎是对全球化进程的一次严峻考验：新冠肺炎揭示了全球化的危险性。这场大瘟疫表明，全球尚未建立起一套能够适应新的全球生产方式、生产关系和交换过程的卫生体系。

在本书中，我们将探讨传染病、流行病和大流行病如何同人类的历史、当下和未来交织在一起的问题。通过以下分析，以期表达这样一个观点，即人员、服务和货物的自由流动不应由于流行病或大流行病而中断。

第 1 章中的数字和数据现在当然已经过时了。作为本书的作者，从 2020 年 3—4 月写这本书的时候开始，我们就知道，这些数字会有很短的半衰期。我们有意放弃了对这些数据的更新，因为借助于上文提到的新技术，任何人都可以在互联网上获得新冠肺炎在全球范围内传播的最新情况，并关注与之相关的政治、文化和社会的辩论。相关的信息来源附在了每章的结尾处。此外，我们还希望将 3—4 月的情况作为一份记录保存下来，以表明我们的一些结论和考虑实际上已经得到了证实，另一些仍悬而未决。此外，以新冠肺炎为例，确定流行病和大流行病的长期发展路线以及产生影响的发展时刻，对我们而言同样重要。这样，我们就可以在“实用全球史”的意义上，就未来如何阻止或至少限制流行病的传播提出建议了。

从这个意义上讲，本书的第 2 章研究了历史上和当下真正致命的流行病。这些“真正的杀手”（wirklichen Killer）不一定是那些人们所熟知的，或是记忆中的“丑闻性疾病”（skandalisierte Krankheit）。新冠肺炎是“真正的杀手”还是“丑闻性疾病”呢？正是社交媒体的动态性、互联网上的实时跟踪，以及未经过滤和经过过滤的信息交换，使得这个仍然不确定的问题特别具有致命性。

接下来的第 3 章和第 4 章讨论了那些在历史上留下持久痕迹的流行病。其中涉及 19 世纪发生的瘟疫，它们也为建立公共卫生体系做出了持久的贡献。这一卫生体系首先在当地，随后在全国和国际范围内，控制了工业化时代的流行病和地方性流行病，在一定范围内甚至消除了这些流行病。

正如第 5 章所论述的那样，自从新石器时代革命以来，瘟疫便伴随着人类的发展，因为人们更紧密地生活在一起了，并使动植物群为他们所用。的确，我们似乎已经将大自然推向了城市化生活的边缘，但自然继续在我们的周围和内部产生着作用。就这点而言，我们不仅被迫与健康和疾病，特别是大规模的死亡做着斗争，而且必须明智地处理这些问题。文化和自然只是表面上属于两个不同的世界范畴，但其实它们是不可避免地紧密交织在一起的。理性的自然科学和医学思想与古老的、神秘的、非理性的思想，以及源自经验、实践和行动取向的思想相抗衡。所有这些思想都会影响我们的生活态度和生活方式。

在这样的背景下，社会应对大规模疾病和大规模死亡有哪些选择？这便是第 6 章的主题。什么是医生的个人行为？医生的行为与公共卫生保健的行为有何不同？决策者是专职人员、行政人员和政治家，而不是医生、科学家或流行病学家：他们能为公共卫生服务带来什么样的可能性？在考虑公共卫生服务时我们必须顾及哪些因素？

所有这些历史、经验以及系统的思想，我们都在第 7 章中做了归纳。在新的瘟疫中我们要应对哪些疾病？当下和将来我们还需要适应哪些其他病原体？对这些问题的反应，不同文化和民族会有何不同？因为有一点应该是清楚的：感染、流行病和瘟疫绝不仅仅是个人的苦难或个人的命运，而是深深地扎根于民族和国家的文化之中。可以肯定的是：将来会同我们共存的不仅是非典病毒和新冠病毒。相反，新发和复发的传染病将在未来不断地威胁我们在地球上的共同生活。

这正是本书的基本思想方法。如果说流行病和大流行病不仅是生物学上特有的疾病，也是社会、文化乃至历史中特有的疾病，那么我们的看法似乎可以改变了。在本书中，我们不是通过社会来看各种瘟疫和医学，而是通过各种瘟疫和医学来看各自的社会。因此，研究的不仅仅是一部实用医学史，更是通过聚焦医学来研究全球社会史。

正是在这个意义上，本书在第 8 章得出了结论。当今世界离不开人员、服务和货物的顺畅流通。人类特殊的生产和再生产方式引发了新的疾病，当然我们也可以采取一些应对的措施。我们通过全球范围内的独特交往方式，将各种新型疾病传播到了世界各地，对此，可以采取一些应对的措施。人类在 19 世纪成功控制住了霍乱以及工业化和帝国主义带来的其他全球性瘟疫。我们必须设法建立国家和国际层面的卫生系统，以限制各种新型瘟疫在世界范围内的传播。因此，不应限制有关新型疾病的产生和传播的科学知识在国际的交流，这一点是至关重要的。本书即证明了这样的事实，即在新冠肺炎肆虐期间，这种交流不仅是必要的，而且也是可能的。

最后，感谢李雪涛教授和他的学生及助手们，正是他们的精彩译文，才使得这一本内容精练且异常复杂的德文文本能以中文的形式呈现在读者面前。

同样，我们也希望通过本书给读者提供一种新的观察当今时事的视角。

房格劳和腊碧士

于杜塞尔多夫，2020 年 11 月

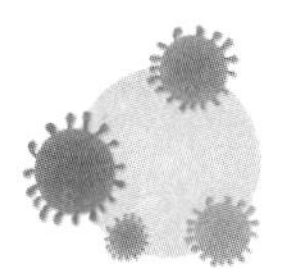

目　录

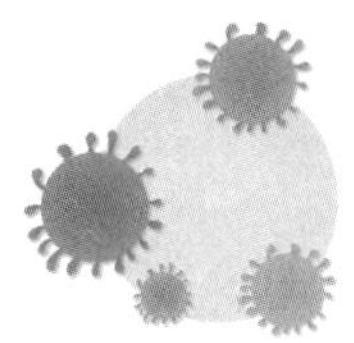

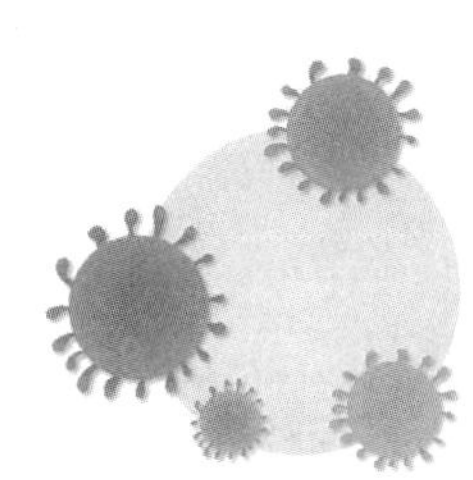

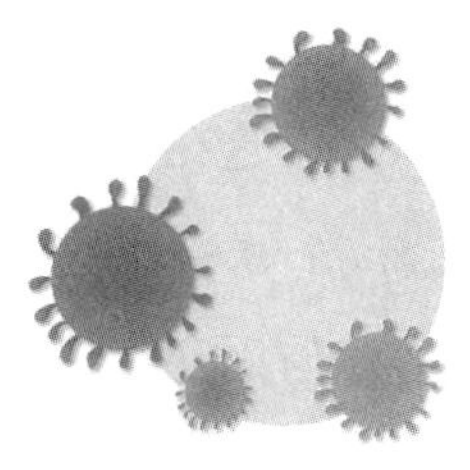

导论

“二战”以来的最大挑战

我们目前正经历“新冠危机”——截至 2020 年 4 月 20 日，“新冠危机”（Corona-Krise）这个词在谷歌上的条目已超过 8800 万；“新冠灾难”（Corona-Katastrophe）也有大约 1450 万个条目，可谓备受关注。2020 年 3 月 15 日，奥地利总理库尔茨（Sebastian Kurz）有关“‘二战’以来的最大挑战”的讲话虽然不那么扣人心弦，但毕竟使用了最高级的形式。德国联邦总理默克尔（Angela Merkel）在 2020 年 3 月 18 日的公开电视讲话中也使用了类似的词。德国北莱茵 - 威斯特法伦州州长拉舍特（Armin Laschet）谈到“本州历史上的最大考验”。2020 年 3 月 16 日，德国巴伐利亚州州长索德（Markus Söder）宣布整个巴伐利亚州处于灾难状态，这是在三天前最小的联邦州首府不来梅市市长自豪地宣布该市“作为最早响应的联邦州之一，执行了联邦卫生部长的建议，取消了 1000 多名参与者参加的各类活动”之后的事。4 月 1 日，由于“紧张的局势”，拉舍特试图让州议会尽快通过《大流行病法》，但部分反对派人士认为，这在某种程度上是违宪的。最后，有争议的《流行病法》（*Epidemiegesetz*）于2020年4月14日获得了所有议会团体的批准，只有“德国另类选择党”（AfD）投了反对票——这也在意料之中。

不论在国内还是在国际上，都可以找到许多例子，对灾难进行雄辩，或是以能动的方式采取措施，这些都会从深层次影响社会秩序。法国总统和美国总统甚至提出这就是所谓的“世界末日前的最后一战”，使得免疫学和细菌学中经典的战争隐喻技巧焕发出新的光彩，这类说法早在1900年左右曾流行一时。我们当前目睹的果真是自“二战”以来最大的灾难吗？我们的记忆能追溯至多久？

面对当前的大流行病（Pandemie），人们往往会问及历史。媒体对此进行了丰富的历史比较。无论如何，我们应该知道历史比较在何种程度上是恰当的。要批判地质疑历史。历史不是二手商店，也不是已经过时的废品，可以根据每日价格和每天出现的形式来进行类比。但是，这种回顾的确能使我们对当前的灾难状况予以分类和反思。对死亡率进行统计所得到的数据最容易让人产生愤世嫉俗的想法，它使我们得以将当前及“二战”以来的流行病所造成的灾难进行比较。除了战后时期发生的众多政治、经济和其他事故、灾难、危机外，以下是德意志联邦共和国和统一后的德国自1945年以来的疾病和死亡率的统计数据：

- 脊髓灰质炎（1946—1960年）：约有5万人感染，仅在

1952 年的流行病中，就有约 9500 人瘫痪、745 人死亡；

- “亚洲流感”（1957—1958 年的甲型 H2N2 流感）：造成约 2.9 万人死亡；
- “香港流感”（1968—1970 年的甲型 H3N2 流感）：造成约 3 万人死亡；
- 艾滋病（20 世纪 80 年代）：造成约 2.7 万人死亡；
- 流感（1995—1996 年）：造成约 3 万人死亡；
- 流感（2004—2005 年）：造成约 2 万人死亡；
- “猪流感”（2009—2010 年，大部分为甲型 H1N1 流感）：死亡人数为 250 ～ 350 人（实际死亡人数可能高出 10 倍）；
- 流感（2014—2015 年）：实验室确认的死亡人数为 274 人，据罗伯特·科赫研究所估计死亡人数为 21300 人，这是所谓的“超额估计”（Exzess-Schätzung）；
- 流感（2016—2017 年）：实验室确认的死亡人数为 722 人，据罗伯特·科赫研究所估计死亡人数为 22900 人；
- 流感（2017—2018 年）：实验室确认的死亡人数为 1674 人，据罗伯特·科赫研究所估计死亡人数为 25100 人；
- 流感（2019 年—2020 年第 15 周）：感染者为 184452 人，其中 16%（约 29500 人）住院治疗，434 人死亡（这个数字可能会更高）。[1]

---

① https://influenza.rki.de/Wochenberichte/2019_2020/2020-15.pdf（访问日期：2020 年 4 月 20 日）。

那么2019冠状病毒病（Covid-19，简称新冠肺炎）的情况又如何呢？目前感染率很高，正如预计的那样，德国的死亡率已经开始增加。每一个人的死亡都是痛苦的损失，但从流行病学方面来看，我们必须指出，其他常见疾病，如中风和心脏病发作、癌症、肺病或新陈代谢疾病导致的日常死亡依然存在。然而，所有这些疾病都不像新冠肺炎一样令人揪心。因为对于没被涉及的人来说，这些疾病就像是从未发生过一样，很多人可能根本没有注意到它们的存在；而流行病则主导着当下的日常生活和媒体的话题。

为什么我们会对流行病做出反应？为什么全球公众对新冠肺炎大流行的反应跟以往不同？在以前的大流行中，也存在限制区域接触的禁令。从《德国联邦传染病防治法》（*Infektionsschutzgesetz*）与较早的《德国联邦流行病防治法》（*Bundesseuchengesetz*）中已经可以看到对人们基本权利的限制。然而，这项豁免法中所提供的各种选项从来没有像当前来得这样迅速、全面和彻底。因此，一般性的问题必然是：为什么这一大流行病会以一种威胁的方式殃及我们，至少在目前看来，已经威胁到了德国乃至欧洲，甚至整个国际社会的安全？

在此有一个基本的立论，以此来确立以下论点：正如我们所看到的，贸易、变革、接触、交流是团体和社会，乃至全球社会的灵丹妙药和命脉所在。这种社会交流在过去几十年间得到了实现，不断扩大，并且越发熟练起来，在全球网络信息社会的未来以及公共生活的健康各方面都被认为是理所当然的。但此时，社会交流却受到了传染病的威胁，即将陷入停顿状态。缺乏交流和沟通究竟会造成多大的问题？当许多在日常生活中被我们认为是理所当然应有的商品和服务，例如口罩，突然停止从外国运到我们这里时，问题是显而易见的。

这便立即引出了下面一个面向未来的问题：新冠肺炎大流行消退后，如何在未来同类事件中维持人们最大限度的迁徙自由、贸易和文化交流？

新闻报道在时事、事件评估和未来将要采取的措施中起着决定性作用，而在个人交流、广播、电视和社交媒体中的信息也发挥着与新闻报道同样的功效。同时，信息网络使得我们与世界上最偏远的地区联系在一起，在理想的状态下甚至可以与这些地区的人们面对面地讨论当地的事件。通过已发布的新闻和自媒体，全世界都能够了解自 2020 年 1 月前几周以来在中国发生的事情。世界本可以据此做好准备来应对新冠肺炎。以前的瘟疫被抛诸脑后了吗？我们是否忘记了过去的经验，甚至忘记了对过去的精心评估以及对未来流行病的模拟演习？各种看似过度的反应究竟从何而来？

我们仍处于流行病之中。在各种信息和观点的旋涡中，很难找到一个判断当前事件的立足点，而研究和科学就是从这里开始的。科学的陈述至少是有理有据的，因此可以被验证。但是，研究人员的回答必然是高度专业化的，无论是病毒学家、流行病学家、临床医生还是其他专家的回答都是如此。此外，研究的陈述必然总是临时性的，这是各种科学的特点。随着时间的推移，几乎没有什么可以作为确信的知识被保留下来。或许，在这种情况下，就这一点而言，大家都会谨慎地避免仓促进行比较和得出类似的结论；但从长远的角度来看，历史可以有助于弄清楚当前的情况。

当前的决策者正在走向一个开放性的未来。从原则上讲，所有医生都是如此，公共卫生部门的活动家也同样如此，这一点我们还会专门论述。行动的未来是不确定的，“就好像某某事件一样”为当前事件提供了各种前景和选择。历史为我们提供了行动的选择，这些选择根植于事件或结构，其结果已成为历史事实。

在这里，我们想从2020年的新冠肺炎大流行开始讲起。因此，在各自的生物学、人类学和社会背景下的过去的流行病，以及它们对人类生活的外在和后续影响，构成了以下内容的主题。纵观历史事件，我们提出了几个问题：哪些发展路线虽然仍在持续，但已比较确定？哪些发展路线虽然尚未显露，但我们能够确定其发展的时间点？我们又可以从中得出哪些结论？

在这个意义上，这本书所涉及的是历史－实证，但也与实践有关，因此是一种“实用医学史”。这主要是一个“自为的和为他的历史”问题。我们以梗概的方式对许多历史作品的发现做了总结；接下来，也会涉及专业历史编纂学可能产生的后果，结果应该是对未来如何应对“新发传染病”的初步考虑。我们将依据国际专用术语，对近年来已经传入和将来会一再传入我们社会的传染病进行梳理。因为我们已经从上面提到的一些数据中看到一个事实，那就是我们必须为此类流行病和大流行病在短时间内再次暴发做好准备，也能够为此做好准备。

这本书的论证安排如下：首先，介绍新冠病毒和当前的大流行病（第1章），这样的流行病被认为是“丑闻性疾病”和“真正的杀手”（第2章）。随后，在简短的历史概述中，介绍疾病在普通历史记录（第3章）和公共卫生服务组织，尤其是当前主要在德国的相关组织（第4章）里留下的蛛丝马迹。这些历史实例将同生物学和人类共存的基本模型（第 5 章）以及对公共卫生保健中的行动选择的系统分析（第 6 章）相对照。在这个历史和系统的基础之上，有可能更好地了解新旧疾病的生物学和社会基础（第 7 章）。最后，给出以下基本问题的解答：尽管存在一定的健康风险，但我们应当如何在全球范围内保持商品、物资、服务和人员的全球交换和流动（第 8 章）？各章相互关联，但也相对独立，便于理解，但这样一来可能会有个别地方存在一些重复。

这本书是 2020 年 3 月，代表赫尔德出版社的戈尔曼·诺恩多福尔（German Neundorfer）建议我们撰写的。电子书已于 2020 年 4 月底出版发行了。作为作者我们很清楚，鉴于目前的流行病，我们所讲的只是一些暂时性的说法而已。很多东西在短时间内只能得到暗示，甚至会有很多东西缺失。错误也在所难免，因为我们并不是病毒学家。但还是让我们回顾一下研究者、科学家和政治领导人自 2020 年 1 月以来所说的话吧。“新冠学习曲线”过去和现在都是陡峭的，从病毒生物学、预防和疫苗，从治疗学和公共卫生措施的角度来看，它还将保持很长一段时间。本书的纸质版已经在 2020 年 6 月面世。感谢诺恩多福尔带来了这项让我们饱含热情去从事的工作，感谢他最大限度地支持我们。感谢玛丽亚·格里默特（Maria Griemmert）和乌尔里希·科皮茨（Ulrich Koppitz）校阅了稿件的最终版本。感谢托斯滕·沃尔姆（Torsten Worm）和约克·蒂姆（Jörg Timm）提出的修正意见。当然，剩下的所有错误都由我们负责。

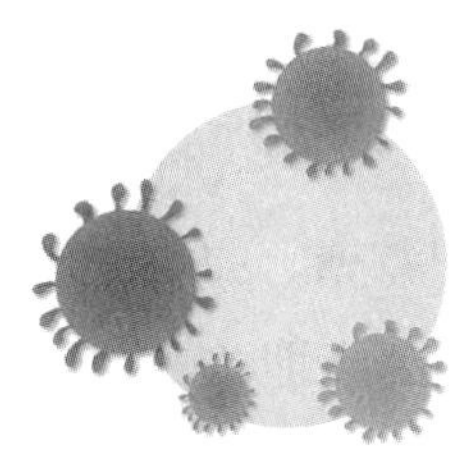

第 1 章

新冠来袭

至 2020 年 3 月 16 日星期一早晨，在德国有 5813 人证实感染了“重症急性呼吸综合征冠状病毒 2 型”（SARS–CoV–2，简称新冠病毒），其中 13 人死亡。[①] 同时，相对来讲更大规模的传染病预防卫生措施于 2020 年 3 月 16 日生效：在全国范围内关闭所有中小学和日托托儿所，取消公共活动，北海群岛被封锁，德国电信开始向罗伯特 · 科赫研究所发送移动数据。另外还有人建议采取更多其他措施来规范日常生活中的行为活动。所有这一切都与意大利那令人感到危险的局势相关。在同一时段，在意大利有 24747 人检测呈阳性，其中 1809 人死亡，这相当于 7.3% 的死亡率。而在当时的德国，新冠肺炎的死亡率略高于 0.2%。

① https://coronavirus.jhu.edu/map.html（访问日期：2020 年 3 月 16 日）。3 月 16 日以后罗伯特 · 科赫研究所的官方疫情报告中记录的数字略有不同：感染人数为 6012 人，死亡 13 人。见：https://www.rki.de/DE/Content/InfAZ/N/Neuartiges_Coronavirus/Situationsberichte/2020–03–16–de.pdf?__blob=publicationFile（访问日期：2020 年 4 月 20 日）。

上面提到的信息来自巴尔的摩的网站，该网站此后被证明可以作为重要的参考网站（罗伯特·科赫研究所在收到各卫生部门的报告后，每天更新一次数据；约翰·霍普金斯大学的网页也在不断自动更新）。一个月后，即 2020 年 4 月 16 日（本书编辑完毕之时），在德国检测到 134753 例感染病例，其中 3804 人死于新冠肺炎，77000 人被认为已治愈。此时德国的新冠肺炎死亡率为 2.8%。正如预期的那样，这一数字有所增长，并且有可能还会持续增长。因为观察的角度不同，死亡率的计算存在相当大的不确定性：如果以所有检测到的感染者为基数计算，数值就会偏低，因为尚不清楚是否会有更多的感染者死亡；如果仅以已治愈的患者为基数计算，则数值又会偏高，因为尚不清楚有多少患者会康复。在意大利，此时的死亡率已经超过了 13%。但是那里的感染率已经连续几天都在下降了，给这一饱受折磨的国家带来了一线希望。

新发传染病的病原体以及流行病和大流行病事件本身只能以非常简略的形式来描述。我们所说的“瘟疫”（Seuche），源自 18 世纪末以来用于流行病的术语，在早期高地德语中被写作“Siechtum”，表示一种渐变、慢性且致命的疾病。[①] 我们使用术语“2019 冠状病毒病”作为目前由新冠病毒蔓延所引发的疾病的系统描述性名称。[②] 英文中，“SARS-CoV-2”代表“Severe Acute

---

① “Seuche”一词见《德语语源学词典》（Pfeifer, Wolfgang et al.: Etymologisches Wörterbuch des Deutschen. Berlin: Akademie-Verlag 1993）。Wolfgang Pfeifer 修订了此书电子版，见：https://www.dwds.de/（访问日期：2020 年 4 月 9 日）。

② 下面的说法基于 2020 年 4 月 10 日，即复活节时由罗伯特·科赫研究所收集的信息。具体信息来源：https://www.rki.de/DE/Content/InfAZ/N/Neuartiges_Coronavirus/Steckbrief.html#doc13776792bodyText1（访问日期：2020 年 4 月 10 日）。

Respiratory Syndrome CoronaVirus 2”，中文的意思是“重症急性呼吸综合征冠状病毒 2 型”，这本身就是对该病毒在人体内引起症状的简要描述。并不是所有关于新冠肺炎的知识都是已知的，人们需要了解的仅仅是如何以对付流感一样的冷静态度来应对新冠肺炎而已，不过有关新冠肺炎的知识在国际交流中几乎每时每刻都在扩充。正在不断得到修订的发展状况可以通过互联网轻松获取，例如通过以下这些机构的网站（尽管有时有些数据悬而未定）：世界卫生组织（WHO），提供多样信息的罗伯特·科赫研究所，以及其他国家及地区的类似机构，例如美国疾病控制与预防中心（CDC）。这里还应提及的是中国疾病预防控制中心（ChinaCDC），在其网站上，人们可以用英文跟踪公开发布的新闻。在严肃媒体中，无论是在互联网百科、报纸还是杂志上，信息都是非常充分的，尤其是现代图像技术、视频、图标、电子交叉引用和其他交互式选项的应用，更能显示出其优势来。书中的一段文字不能替代所有这些。因此，本书仅仅概述了当下人们对病原体及其环境和表现的认识，并关注于相关的问题意识。

根据新冠肺炎大流行的说法，该病于 2019 年 12 月下旬在中国著名的经济和大学城市之一——湖北省武汉市，首次被作为“重症急性呼吸综合征”（SARS，简称非典）类的疾病看待。负责防控传染病的中国国家卫生健康委员会于 2019 年 12 月 30—31 日向世界卫生组织中国区域办事处报告了不明病因的肺炎病例。1 月 7 日，中国的有关部门鉴定出了一种新型冠状病毒，其基因序列于 1 月 12 日在国际上予以公布。世界卫生组织于 2020 年 1 月 30 日宣布这一新型肺炎成为“国际关注的突发公共卫生事件”。这意味着什么？ 2003 年非典病毒迅速传播后，世界卫生组织开始修改《国际卫生条例》，该条例自 1969 年就已存在，目前的版本是 2005 年制定的。这些法规受到国际法的约束，有助于在早期阶段遏制流行病的传播。如果世界卫生组织根据该条例第 12 条宣布出现国际关注的突发公共卫生事件，则可能意味着签署国应实施本国的传染病防治法，如限制旅行自由或要求提交健康文件等。在德国，紧急情况呼吁罗伯特·科赫研究所收集有关大流行病的健康数据，并将其传送给世界卫生组织。[①]2 月 28 日，世界卫生组织将国际风险等级归类为“非常严重”，到 2020 年 3 月 11 日最终确定为大流行病。在这一过程中，病原体被确定为“重症急性呼吸综合征冠状病毒 2 型”，大流行病的名称被确定为“2019 冠状病毒病”，国际上因此有了统一的命名。

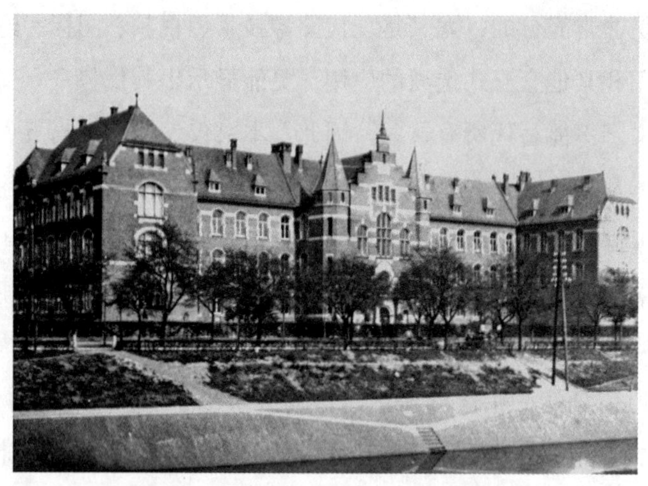

图 1-1　20 世纪初的罗伯特·科赫研究所

---

① https://www.rki.de/DE/Content/Infekt/EpidBull/Archiv/2006/Ausgabenlinks/50_06.pdf?__blob=publicationFile（访问日期：2020 年 4 月 19 日）。

病毒是一组纯粹的遗传信息，被包裹在一个叫作衣壳的小胶囊里。因此，病毒依赖于宿主的细胞，本身无法自行繁殖。尽管大多数病毒学家倾向于不把它们视为生物，但这一问题目前仍在讨论之中。

新冠病毒属于一个较大的冠状病毒家族。作为病毒自我繁殖的遗传信息，它携带着一个单链 RNA，从中可以读出生成新病毒微粒的完整蓝图。病毒将遗传信息整合到宿主细胞中，然后宿主细胞就开始生成大量新病毒。

新冠病毒的一个特点是遗传信息相对稳定，并有修复酶用来纠正受损的 RNA，流感病毒则缺乏这种修复能力。与新冠病毒相比，当流感病毒繁殖时，遗传编码经常发生改变，这就是预防流感的疫苗需要不断更新的原因之一。遗传编码的改变也会导致感染可能性和随后疾病的严重程度发生变化，有可能变得完全无关紧要，也可能高度危险。2003 年非典疫情的特定病例死亡率（致死率或病死率）为 10%，2009 年的中东呼吸综合征流行病的死亡率为 30% ~ 40%。

新冠病毒的生物学来源尚未明确。新冠肺炎是一种人畜共患病，源于动物。从目前的情况来看，病毒的实际宿主是某种类型的蝙蝠。然而，最初的蝙蝠病毒对人类没有致病性。这种病毒需要第二个宿主，即所谓的中间宿主，才能突破动物与人之间的“物种屏障”，从而对人类产生致病性。这些中间宿主充当着一种生物转换器的功能。生物转换器的状况是受社会需求的影响而产生的，如禽、猪的混合养殖带来了流感病毒。又或者是大型畜牧市场，有些人认为，在这样的市场中转换将被加速，或是这种市场可能特别有利于转换。这种情况是人为的，因此原则上是可控的：这是今后预防病毒性流行病和大流行病的一个重要途径。只有当病毒直接转入人与人之间的传播时，才符合流行病或大流行病的条件，因此必须防止这种转变。

新冠病毒在接触后首先在鼻腔和咽喉部繁殖，随后深入到肺部和胃肠道之中。病毒在感染者呼吸、咳嗽和打喷嚏时通过液体颗粒向周围传播。随之而来的是预防措施，主要包括良好的个人卫生习惯，尤其是手部卫生，咳嗽和打喷嚏的礼仪，保持身体的距离，避免接触。这些措施已经有一百多年的历史了，在这里不需要一一详细解释。

新冠肺炎的表现多样，从完全无症状到轻症、重症，然后是呼吸性肺炎，最后是肺衰竭。这使得临床快速诊断变得困难重重。从已知感染者来看，根据来自中国的累计数字（基数为超过 5.5 万个实验室确认病例），已知感染人群中有 70% ~ 85% 患病，其中 80% 是轻症到中症，即无肺炎或出现轻度肺炎的迹象；14% 是重症，但不会危及生命；6% 的患者会出现致命的肺功能衰竭、败血症性休克或多器官衰竭。

根据计算类型的不同，死于新冠肺炎的患者的百分比为确诊病例的 3.5% ~ 7.5%。其他计算得出的数字要低得多。由于实际感染人数尚不清楚，因此目前还无法计算出死亡率，不过已经根据不同的指标进行了流行病学的记录。如果实际感染的未报告数字远高于被检测为阳性的人数，那么死亡率将相应降低。

据世界卫生组织的估计，大约有 15% 的感染者需要吸氧，5% 的感染者需要上呼吸机。有创呼吸本身并非毫无问题。鉴于治疗的潜在危害，目前对新冠肺炎患者进行人工呼吸的研究让人们不再抱有幻想：无创呼吸在中期是无效的，因为它不能影响病程，也不能降低死亡率。对于健康者，可以通过提升和降低胸腔横膈膜来使肺部被动呼吸。而在有创呼吸的情况下，空气是被主动挤压到肺部的。由于新冠肺炎患者的肺泡不能发挥正常的功能，因此在这种压力呼吸过程中，肺部不能均匀伸展。此外，人在此时还需要大量的氧气。两者都会对肺部造成严重损害，肺泡、肺部血液循环以及心脏均负担过重。大约 80% 上过有创呼吸机的患者在治疗后无法存活下来。在重症监护室，上过呼吸机后存活下来的患者只有 14%，且大多数人会发生最严重的肺损伤，其严重程度取决于上呼吸机的持续时间。类似疾病的经验显示，一部分幸存者将在余生中一直需要吸氧。在上呼吸机的时间超过 14 天的患者中，大约 40% 的患者能够存活一年，但生活质量非常差，这些结论可以从可供比较研究的上呼吸机的患者那里获得。①

潜伏期，即从实际感染到症状出现的时间，最长可达 14 天，平均为 5 ~ 6 天。从感染者发病到被感染者发病的时间间隔为 4 ~ 7.5 天，不过距离高峰期还有 3 ~ 5 天。从 14 天的潜伏期还可以计算出必要的个人隔离时间，以避免感染他人。然而，公众隔离时间以及公共生活的萧条取决于病毒的减少速度以及在不同情况下所期望的（尽可能低的）传染系数。

由于新冠病毒是新发现的病毒，因此到目前为止还没人具备免疫力，所有年龄组都会受到同样的威胁。儿童的情况颇有争议。在德国，大多数患者（45%）的年龄为 35 ~ 59 岁，25% 为 15 ~ 34 岁，20% 为 60 ~ 79 岁。

---

① https://www.doccheck.com/de/detail/articles/26271-covid-19-beatmung-und-dann（访问日期：2020 年 4 月 19 日）。

出现严重症状的危险人群是 50 ~ 60 岁的老年人。迄今为止，在德国死于新冠肺炎的患者中，80% 以上是 70 岁以上的老人（平均年龄为 82 岁）。年龄本身可能不构成特别的风险，但老年人往往本身已患有基础病，这会对病程产生不利影响。患有心血管疾病、肺病、慢性肝病、糖尿病、癌症和免疫功能低下的人尤其危险。然而，没有已知疾病的年轻人也可能会患上新冠肺炎的重症。到目前为止，还没有在新冠肺炎被治愈后进行长期观察的充分数据。

在日常生活中以及患病后第一次去看家庭医生时，也就是在接受病毒检测之前，很难将新冠病毒感染与流感或“正常”感冒区分开来。真正的流感的特征是高热，可能超过 40 摄氏度，还有强烈的病痛感以及头痛、肌肉和关节疼痛。“正常”感冒是季节性感冒，伴有低于 38 摄氏度的低热以及不适、咳嗽、流鼻涕、四肢酸痛、头痛。新冠肺炎的症状介于这两种常见的季节性疾病之间：超过 38 摄氏度的高热、肌肉和背部疼痛、干咳，以及我们最近所了解到的——暂时性嗅觉丧失。

临床诊断应通过从患者呼吸道采集病毒样品来予以确认。由于检测结果不是很有效（即无法 100% 确定地检测出感染者），因此对重点怀疑的病例，通过对肺部进行 CT 检查，可以进一步明确诊断，发现所谓的“非典型”肺炎。

在中国境外，已报道首例确诊感染新冠病毒病例的国家有：泰国（2020 年 1 月 15 日），日本（2020 年 1 月 20 日），韩国（2020 年 1 月 13 日）。1 月 23 日，美国报道了第一例病例。2 月 2 日，中国境外的第一例死亡病例发生在菲律宾。法国于 2020 年 2 月 15 日报告了首例欧洲人死亡病例，其次是 2 月 23 日的意大利。在德国，第一例感染病例在 2020 年 1 月 28 日的巴伐利亚州被发现。

在大流行初期，由于其症状相似，也因为大流行的情况，人们常常将新冠肺炎与真正的流感相比较。根据实验室医学可证实的病例，真正流感的死亡率为 0.1% ~ 0.2%。罗伯特·科赫研究所网站上内容丰富的流感信息页面显示，从 2019 年第 40 个日历周（2019 年 9 月 30 日—10 月 6 日）至 2020 年第 15 个日历周（2020 年 4 月 6 日—12 日），共有 184452 例实验室诊断流感病例，其中约 29500 例住院治疗（占 16%），434 例患者死亡（占 0.2%）。[①]由于许多“流感”死亡病例并没有进行实验室检测复查，因此可以假设：如果与历年相比死亡率波动很大，那么流感的实际死亡率就显著更高。实际数字是用所谓的超额死亡率（Exzess-Mortalität）进行追溯性计算的，是将冬季总死亡人数与往年相比的结果。如果意外的死亡频繁发生的话，那么就可以归因于流感。

对于新冠肺炎来讲，世界卫生组织最初假设死亡率为 2%，自 3 月第 2 周（3 月 9 日—15 日）以来估计已经超过 3%。事实上，各个国家的死亡率差别很大：意大利在 2020 年 3 月底的死亡率已经超过 12%；德国在同一时期死亡率逐渐接近 1%，当下（2020 年 4 月 16 日）的死亡率为 2.8%。除了许多其他因素外（这里需要解释的是，各国死亡率的定义和记录方式不同），最能解释这种差异的原因是，死亡率是根据已证实的感染率和已证实的死亡人数来计算的，因此接受检测的人越少，死亡率必然会越高。换句话说，在死亡率高的国家，实际感染的人数比被检测出

① https://influenza.rki.de/Wochenberichte/2019_2020/2020-15.pdf（访问日期：2020 年 4 月 19 日）。

阳性的人数要多得多。这可能也适用于世界卫生组织所假定的高死亡率的情况。通常，无症状感染者的人数可能会很多。因此可以预期存在大量的未报告病例和较低的死亡率。

几乎在全世界，各国政府都采取了旨在减少人际接触的政策来应对这一大流行病。在这一过程中，人的一些基本权利会受到影响。《德国联邦传染病防治法》允许行政机关下达超越法律法规的命令，这些命令会严格限制基本权利，包括人身不受伤害、集会自由、邮政保密、从事自己的职业、居所不可侵犯。即使不是所有这些选项都被取缔，其对公共生活的干预依然是巨大的。这就是为什么在德国和其他一些地区，人们一次又一次，并且越来越急迫地提出这样的问题：政府要求采取的严格措施是否具有正当性？

眼下是否需要采取必要的措施？看看病原体的生物学或许会有所帮助。新冠病毒在腭部、咽喉部和鼻腔中繁殖极快。之后，病毒会在肺部深处和消化道不断繁殖。感染几天后才会出现症状。新的研究结果表明，这种病毒不仅通过已知的唾液滴传播，而且可以在空气中以微粒的形式扩散到很远的地方。病毒在人与人之间传播，不仅通过液滴感染，还通过气溶胶传播：在保持距离和采取必要的个人防护措施（如戴口罩）来避免感染方面，这就会造成很大的差别。接触性感染并不能被排除。感染者所处的环境也可能受到感染。新冠病毒的韧性似乎很强，即抵抗能力高、存活时间长。环境温度和湿度似乎与病毒附着的表面一样在起着作用。据报道，这种病毒在几天后仍然可以在纸和金属表面被发现，但这些说法备受争议。许多感染者没有或只有轻微的症状，这似乎在儿童中很常见。然而，在感染阶段，无症状感染者已经具有高度传染性，这些人就是所谓的病毒的“沉默携带者”。

病毒高倍增率的原因在于高感染性和“沉默携带者”的未知感染率。4 月初，德国的基本传染数或基本繁殖率（即由未采取预防措施的感染者引起的进一步感染）在传染期为 2.4 ~ 3.3。[①] 基本传染数为 3，即对于新感染者来讲，最短在 2.5 天内，就可以产生以 3 为底数的指数级传播。这意味着该病毒将在不受保护的非免疫人群中极快地繁殖。除非采取遏制性措施，否则美国疾病控制与预防中心将面临 5.7 的基本传染数。根据目前已有的研究，统计记录的感染人数（通常为确诊病例）为实际感染人数的 5% ~ 9%。这意味着实际感染的人数（未报告的病例数）可能比公布的数字高出 11 ~ 20 倍。

假如感染者中有 15%（有人说多达 20%）是重症患者，5% 的患者必须上呼吸机，并且有 1% ~ 3% 的患者死亡，那么很容易计算出新冠肺炎会对人口和健康系统带来怎样的影响：每 100 万感染者中将有 15 万 ~ 20 万例重症患者，5 万例将使用呼吸机，3 万例将过早死亡。简单来说，在德国，这就意味着如果新冠病毒可以毫无阻碍地传播，估计会有约 60% 的公民受到感染，那么以上数字将乘以 49。从数学上讲，这将导致近乎毁灭性的重症和极度重症患者及死亡者人数。什么样的卫生系统可以应对这种严重疾病的袭击？什么样的社会能允许这种情况的发生？

“拉平曲线”过去是、现在也是卫生政策的口头禅。在德国，感染者翻倍的时间最初是在 2 ~ 3 天之间。在没有有效治疗药物

---

① 上述及后续数据采自罗伯特·科赫研究所的风险评估基础数据，见：https://www.rki.de/DE/Content/InfAZ/N/Neuartiges_Coronavirus/Steckbrief.html（访问日期：2020 年 4 月 19 日）。采取限制接触的措施后，到 2020 年 4 月 20 日，有效基本传染数被控制在约 0.7。

和疫苗的情况下，采取预防措施是最佳选择。这个时候只能仰仗适当的卫生习惯，对细菌携带者进行隔离，对感染者进行治疗，并保护健康者。此时已经到了应该采取措施的时候。卫生政策的目标是提高感染数翻倍的时间，令其超过传染潜伏期的时间。这意味着必须保持公共隔离措施，直到被检测为阳性者数量增长一倍的时间超过 14 天。这些隔离措施是如何设计的，以往是如何处理的，将来又如何处理？它们会以什么形式被接受，或是被抵制和批评，会给社会带来什么样的启示？这些都将在下文予以讨论。

参考文献

https://www.cdc.gov/coronavirus/2019-ncov/index.html（访问日期：2020 年 4 月 20 日）。

http://www.chinacdc.cn/en/COVID19/（访问日期：2020 年 4 月 20 日）。

https://coronavirus.jhu.edu/（访问日期：2020 年 4 月 19 日）。

https://www.rki.de/DE/Content/InfAZ/N/Neuartiges_Coronavirus/Steckbrief.html#doc13776792bodyText1（访问日期：2020 年 4 月 17 日）。

https://www.who.int/emergencies/diseases/novel-coronavirus-2019（访问日期：2020 年 4 月 20 日）。

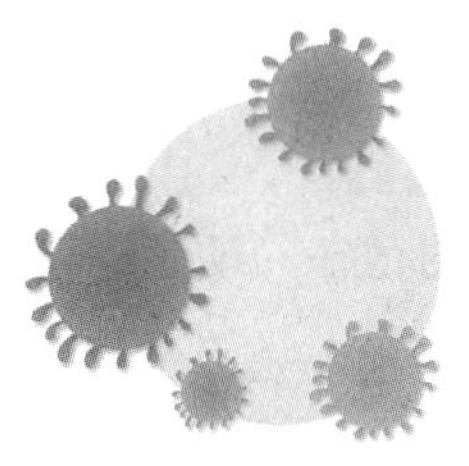

第 2 章

“丑闻性疾病”和“真正的杀手”

艾滋病和败血症

那些年纪太大、对流行舞或者朋克已经失去了兴趣的人，现在属于高危险群体。他们还记得 20 世纪 80 年代的艾滋流行病。在经历了权力归花文化（Flower-Power-Kultur）和反避孕药一代的性解放之后，这种新的疾病就像一颗装满了污秽、肮脏、羞耻和罪恶的桶装炸弹，爆炸般地袭来。在明确病原体的传播途径以及如何避免其传播之前，最危险的情况一直被讨论。到什么时候，德国所有的医院都将挤满各个年龄段和各种性别的艾滋病患者？究竟谁能在这种疾病中幸存下来，在全球范围内最终只有 2% 吗？这些恐惧和类似的担心使得人们逐渐开始针对和敌视所谓的风险群体，将其视为疾病传播者。1984 年夏天，《德国医学杂志》（*Das Deutsche Ärzteblatt*）公布了德国在此之前已知的感染艾滋病病毒的人数，并且相对有欠考虑地把“同性恋或双性恋者”“注射毒品者”“非洲人”“血友病患者”等人群列为风险群体。[①] 与此形成对比的是在同期杂志中发表的另一篇有关同性恋的文章。在这篇文章中没有提及艾滋病，并且试图为同性恋去除污名。从今天的角度来看，读者来信中的反应出人意料地尖锐和具有争议性。后一篇文章的作者因为“无耻的放荡”而受到辱骂，读者在信中谈论着厌恶和罪恶。[②] 尤其是随着艾滋病病毒的扩散传播，政客们扑向了风险群体，他们利用偏见，激起了民众的愤怒：根据法国煽动者勒庞（Jean-Marie Le Pen）的观点，检测呈阳性的人应该在艾滋病感染者居住中心里自生自灭。[③]

在德国，同样也讨论了相对立的两种情况：测试和封锁，即高维勒（Peter Gauweiler）的方案；教育和呼吁具有高风险生活习惯的人养成自我责任感，即苏斯穆特（Rita Süssmuth）的方案。高维勒方案是对于当时的防治性病的法律和程序的倒退，苏斯穆特方案则是革命性的一步。让人们在一个开放和自由的社会中生活并为自身负责，这个想法并不新鲜，但这对 20 世纪 80 年代的德意志联邦共和国来说是大胆的一步，尤其是在科尔（Helmut Kohl）推行的“精神与道德转折”之后。从 20 世纪 80 年代至今，在整个艾滋病流行期间，德国有 14 万人检测呈阳性，约有 29200

---

① 参见《艾滋病——联邦德国最新人数》（Gross, Rudolf: AIDS – Die neuesten Zahlen in der Bundesrepublik Deutschland. Deutsches Ärzteblatt 81(27) 1984, S. A-2100）。

② 参见《男人间的爱有传统》（Rölke, Heinz-Walter: Die „Männerliebe“ hat Tradition. Deutsches Ärzteblatt 81(27) 1984, S. A-2085; Rölke, Heinz-Walter: Die „Männerliebe“ hat Tradition: Schlußwort des Autors. Deutsches Ärzteblatt 81(49) 1984, S. A-3628）。

③ 参见《像野猪一样》（Anon.: Wie ein Wildschwein. Der Spiegel, 25.05.1987, S. 143）。

人死于艾滋病。2018年，德国约有440人死于艾滋病。[①]

将目前的艾滋病人数与当前所有可能因医院细菌而感染的人数进行比较：根据罗伯特·科赫研究所的最新估计，在德国，这些所谓的医院感染的人数每年为40万～60万，每年的死亡人数为1万～2万。然而，因医院感染而导致的死亡人数并不容易确定。这是因为这些人通常患有严重的基础病。即使没有医院感染，这些严重的基础病往往也会导致死亡。同样，在被诊断为新冠肺炎的死亡病例中，重症患者的实际死因也常常是不清楚或者非常复杂的。不管怎样，迄今为止新冠肺炎大流行似乎并不位于德国死亡率统计的前列。[②]

在德国，败血症病例的数量更加难以确定。就发病、检测和临床表现等方面而言，它的病症表现太过多样化，必须不断寻求新的流行病学标准。[③]罗伯特·科赫研究所没有给出具体的病例人数。然而，德国的败血症病例数量极为庞大。根据《德国医学杂志》上的一篇论文，[④]2013年德国约有28万例败血症病例。在这些病人中，超过40%的人病情严重，死亡率差不多是25%。2013年，德国有67849人死于败血症。

一方面是艾滋病病毒感染者和艾滋病死亡者，另一方面是医

---

① https://www.rki.de/DE/Content/Infekt/EpidBull/Archiv/2019/Ausgaben/46_19.pdf?__blob=publicationFile（访问日期：2020年4月19日）。

② https://www.rki.de/DE/Content/Service/Presse/Pressemitteilungen/2019/14_2019.html (Stand 19.04.20). http://euromomo.eu/outputs/zscore_country_total.html（访问日期：2020年4月19日）。

③ https://www.rki.de/DE/Content/Infekt/Antibiotikaresistenz/Grundwissen/BGBL_61_09_Brunkhorst.pdf?_blob=publicationFile（访问日期：2020年4月19日）。

④ https://www.aerzteblatt.de/archiv/175205/Fallzahlen-und-Sterblichkeitsraten-von-Sepsis-Patienten-im-Krankenhaus（访问日期：2020年4月19日）。

院感染和败血症的病患和死者，由于感染途径不同，很难将他们进行比较。在大多数情况下，艾滋病病毒感染可以相对容易地避免，但没有人可以对医院感染和败血症免疫。不过，通过数字的比较，有一点已经变得很清楚：在社会和公众的普遍视野中，日常的危难和日常的死亡并不引人注目，有时甚至根本没有被注意到。德国每年有超过 20 万人死于癌症（2017 年为 235700 人）。但是，与艾滋病或者现在的新冠肺炎相比，癌症得到的公众关注度并不高。①

在此，对于不同的疾病和死因的比较，有一个评论是恰当的。对那些不从事医学工作的人来说，在自己周围的生活环境中见到重病患者甚至垂死之人的经历，是至关重要的。这些病患也许就是他们最亲近的亲属，因此对于他们来说，很难完全从数量上来看待疾病和死因，而不考虑个人的痛苦。当然，所有卫生医疗事业从业人员都应当以同样的有同理心的方式来帮助所有的病人和垂死者。任何人都不应该享有特权或者受到歧视，无论是重症病人或垂死病人，无论是患有无法控制的疼痛性骨转移、严重脑损伤造成的闭锁综合征（Locked-In-Syndrom）、因肌萎缩侧索硬化（ALS）造成的全身瘫痪、严重心力衰竭、慢性阻塞性肺疾病（COPD）造成的严重呼吸困难或是新冠肺炎，都是一样的。尽管一些经验丰富的护士或高级医师也可能会在面对某些情况时受到个人的影响，但谁能决定哪一种他人的死亡是特别糟糕并且难以忍受的呢？

对于流行病学家、人口统计学家和医学史学家而言，所有疾

---

① https://de.statista.com/statistik/daten/studie/172573/umfrage/krebstote-in-deutschland/（访问日期：2020 年 4 月 14 日）。

病造成的死亡和死者最终都将以相同的方式进行分类，尽管这在个别情况下可能令人感到压力。提供疾病在历史上、流行病学上以及公共卫生政策上的相关数字是至关重要的。个人命运几乎很少被关注，尤其是在涉及庞大数量的研究中，个人命运是不会被考虑在内的。为了使死亡原因具有可比性，有4个流行病学指标特别重要。发病率是指每10万居民在一定时期内（通常为一年）新发疾病的人数。患病率是指在特定时间内某一特定群体中的患者数量。死亡率是指每10万居民在每一时间单位（通常为一年）的死亡人数。致死率是指在一定时期内有多少人死于某种疾病。

什么是“丑闻性疾病”

什么是“丑闻性疾病”？是什么让一种疾病成为“丑闻性疾病”？是疾病前所未有地突然出现？不明原因，突然袭来？高致死率，许多人突然死亡？高发病率，很多人生病？未知的威胁，没有治愈方法，没有疫苗？这些差异化的问题还需要社会心理学的解答。更具文化和媒体科学意义的问题是：“丑闻性疾病”的图景是如何被创造出来的？这种疾病有哪些形象和刻板印象？哪些人群与之相关？哪些媒体热点正在渗透？这些形象是如何传播的，又是如何维持的？

流行病本身及其在媒体上的表现，这两个因素在丑闻化过程中共同起作用。现代社交媒体发挥了特有的作用。我们会在平板电脑或智能手机上实时关注中国的许多事件，我们与在韩国、在中国台湾、在欧洲或者在美国的朋友交流，我们能够一起经历他们的恐惧和希望。来自意大利的图片让德国人对新冠肺炎也产生了担忧。模因（Memes）是指在社交网络和交流平台上流传的既有趣又严肃的动画和视频，它使得这些印象持续存在。但是，创造疾病图景的这种问题是新的吗？它与面对未知危险的刻板反应没有关系吗？在社交媒体出现之前，电视、广播、报纸、旅行者、报信人或邮递员不会带来类似的过程吗？[①]

更准确地表述一下问题：回顾历史，从已经完成、不再更改，从而可以进行历史分析的事件的角度来看，在“丑闻性疾病”的背后隐藏着什么？有哪些传染途径？哪些症状是可以感知的？个人反应是怎样的，和公共反应一样吗？主观印象是什么样的？客观印象又是怎样的呢，比如流行病学数据？简而言之，在以前的大流行病中，医学和社会对这样的信息有何反应？这将是一系列医学社会学和医学史的复杂问题。

霍乱和普通腹泻

在 19 世纪，工业化时代开始了，随着航运和货运的日益增长，帝国主义的瘟疫将世界交织在一起，为这种观察视角提供了一个很好的例子。马克思和恩格斯在《共产党宣言》中将 19 世纪中叶的发展描述为“对世界市场的开拓”，它扩大了原材料、

① 参见《大流行病心理学：为下一次全球性的传染病暴发做准备》（Taylor, Steven: The psychology of pandemics. Preparing for the next global outbreak of infectious disease. Cambridge: Cambridge Scholars Publishing 2019）及《大流行病的世纪：一百年的恐慌、歇斯底里和狂妄自大》（Honigsbaum, Mark: The pandemic century. One hundred years of panic, hysteria, and hubris. London: Hurst 2018）。

商品、半成品和成品的贸易，并最终导致了精神产物的社会化。[①]空间和时间的缩小推动了霍乱的扩散传播。在19世纪，从印度出发的霍乱列车驶向世界各地。第二次大流行是1831年从亚洲经过俄罗斯向西方传播，并于1832年通过比利时和法国传到不列颠群岛，再传到美国。这次大流行是欧洲与亚洲霍乱的首次相遇。

欧洲的反应呈现出一种返祖现象：人们倒退回早已过时的原始行为方式。这也是这场流行病的特征，必须加以记录。面对霍乱，高度文明的世界城市陷入了混乱。海涅（Heinrich Heine）在来自巴黎的报道中详细深刻地描述了这种混乱。这篇文章在1832年以《法兰西现状》（*Französische Zustände*）为名刊登在《奥格斯堡汇报》（*Augsburger Allgemeinen Zeitung*）上。3月29日，瘟疫来到巴黎。当时举办的一场“狂欢节”假面舞会似乎无视了这种危险。但是在大街上，人们崩溃了，恐怖和无助蔓延，感染者被避之唯恐不及，病人和垂死之人都被抛弃了。“混合毒药”据说是造成众多死亡的原因，“嫌犯”被愤怒的路人杀死，启蒙被遗忘，只有赤裸裸的恐惧。[②]这些反应和类似的反应不断重复，也被刻板地不断反复报道。在几乎每一次大流行中，都能看到排斥、污名化、怀疑和谴责的现象。今天，对参加狂欢节活动的人

---

① 参见《共产党宣言》（Marx, Karl/Engels, Friedrich: Kommunistisches Manifest (1848); zit. nach: Marx, Karl/Engels, Friedrich: Werke (MEW in 43 Bd), Bd. 4: Mai 1846 – März 1848. Berlin/Ost: Dietz 1959, hier S. 466）。

② 参见《法兰西现状》（Heine, Heinrich: Französische Zustände, 1832），引自《海涅全集》（Heinrich Heine. Sämtliche Schriften in zwölf Bänden, hrsg. von Klaus Briegleb, Bd. 5: Schriften 1831 – 1837 (Ullstein-Werkausgabe). München: Ullstein 1981, S. 89 – 279, hier S. 168 – 180）。

或者滑雪者的指责，对那些不顾接触限制仍然见面聚会的年轻人的谴责，或者是一些报纸上的纯粹的恐惧，都能给关于新冠肺炎大流行病的报道增添趣味，并且制造出具有可读性的丑闻。

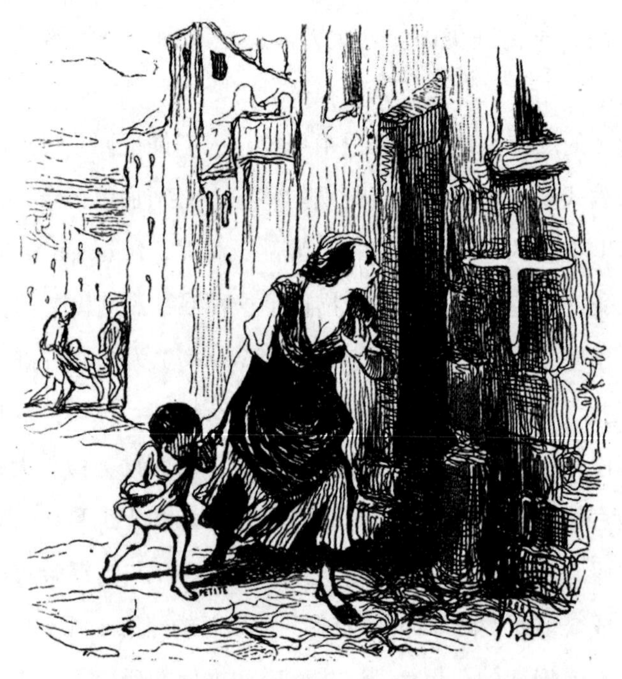

图 2-1　霍乱流行的法国街头，杜米埃（Daumier）于 1941 年绘制

19 世纪的报道和历史书写，很容易让人感到霍乱是在疾病统计和死亡率统计中居首位的疾病。然而简要看一下当时有关疾病原因和死亡原因的所有数据，可以发现一些完全不同的内容。根据奥斯特林（Friedrich Oesterlen）对英国 1850—1859 年死亡率的计算，在两类疾病，即由腐烂发酵引起的疾病和由瘴气引起的疾病中，霍乱在死亡原因中仅排第 8 位，只在 1854 年臭名昭著

的流行病中居于首位。[①] 排在前列的死因是猩红热、伤寒和腹泻，接着依次是百日咳、麻疹、哮吼、天花，然后才是霍乱。在这8种最常见的死亡原因中，有5种是儿童疾病，它们造成的死亡率最高。

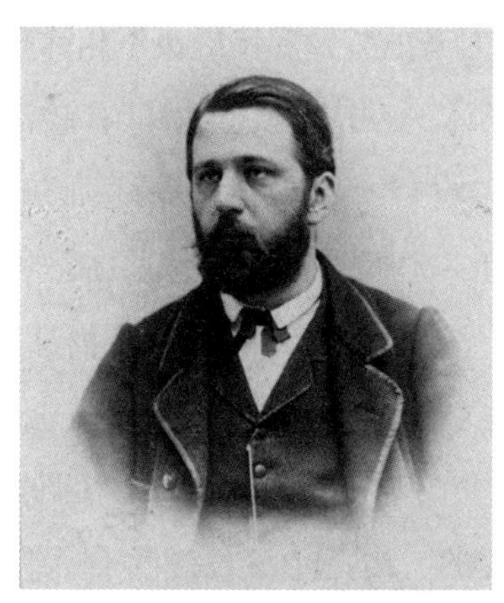

图2-2　德国医生奥斯特林（图宾根大学图书馆藏）

现代历史人口统计学也能证实这一结论：城市高死亡率的主要原因绝不是霍乱，而是婴儿死亡率。特别是在相关城市的贫民区，这一比例高达近50%。用文字表述就是，几乎每两个新生儿中，就有一人在出生后的第一年夭折。婴儿死亡率高的主要原因就是普通的腹泻，而不是任何一种复杂的疾病。[②]

---

① 参见《医学统计手册》（Oesterlen, Friedrich: Handbuch der medicinischen Statistik. Tübingen: Laupp 1865, S. 750）。

② 从历史流行病学的角度，详情请参见《1870—1913年英国和德国城市死亡率的变化》（Vögele, Jörg: The Urban Mortality Change in England and Germany, 1870 - 1913. Liverpool: Liverpool University Press 1998）及《城市化过程中城市健康状况的社会史》（Vögele, Jörg: Sozialgeschichte städtischer Gesundheitsverhältnisse während der Urbanisierung. Berlin: Duncker u. Humblot 2001）。

丑闻性疾病：科学逻辑与呈现逻辑

我们必须得出以下结论：对公共健康风险的关注程度绝不仅仅是由日常的危险或日常的死亡引起的。公众的关注点通常被“丑闻性疾病”所控制。“丑闻性疾病”在流行病学上的实际意义与人们在公共场合对其的感知和反应极不相称。

这也体现在媒体的反应上。媒体具有政治作用，它们应当找出问题并讨论解决办法。这就使得消息报道具有不同的价值。它们遵循着一定的“选择、解释和呈现的逻辑”。[①] 根据雅克尔（Michael Jäckel）[②] 等人的观点，报道一个消息的因素包括该事件引人注意从而受到关注的程度，以及其可描述性。一个事件越简明清晰，就越适合作为消息报道。此外，事件对个人的重要性与报道价值是正相关的。当一个事件越符合人们的现有想法和期望时，其报道价值也会越大。如果一个事件已经被报道了一段时

---

① 参见《公众的测震质量》（Imhof, Kurt: Die seismografische Qualität der Öffentlichkeit. In: Bonfadelli, Heinz/Imhof, Kurt/Blum, Roger/Jarren, Ottfried (Hrsg.): Seismographische Funktion von Öffentlichkeit im Wandel. Wiesbaden: VS Verlag für Sozialwissenschaften 2008, S. 17 – 56, S. 38）及《媒体测震学的逻辑：试验台上的新闻价值评估》（Eisenegger, Mark: Zur Logik medialer Seismographie. Der Nachrichtenwertansatz auf dem Prüfstand. In: Bonfadelli, Heinz/Imhof, Kurt/Blum, Roger/Jarren, Ottfried (Hrsg.): Seismographische Funktion von Öffentlichkeit im Wandel. Wiesbaden: VS Verlag für Sozialwissenschaften 2008, S. 146 – 169, S. 148）。

② 参见《媒体影响》（Jäckel, Michael: Medienwirkungen. 4. überarb. Aufl. Wiesbaden: VS Verlag für Sozialwissenschaften 2008, S. 202）及《德意志联邦共和国儿童保护辩论的媒体趋势》（Görgen, Arno/Fangerau, Heiner: Mediale Konjunkturen von Kinderschutzdebatten in der Bundesrepublik Deutschland – Rekonstruktion der Entstehung einer Kultur des Hinsehens und der Achtsamkeit. In: Fangerau, Heiner/Bagattini, Alexander/Fegert, Jörg M./Tippelt, Rudolf/Viehöfer, Willy/Ziegenhain, Ute (Hrsg.): Präventive Strategien zur Verhinderung sexuellen Missbrauchs in pädagogischen Einrichtungen: Kindeswohl als kollektives Orientierungsmuster? Weinheim: Beltz Juventa 2017, S. 16 – 62）。

间，但仍然会出现令人惊讶的时刻，那么媒体继续关注该事件的机会就会增加。最后，同样重要的是，报道内容得到的是正面还是负面的评价也至关重要。显而易见的是，信息越是与冲突、争议、侵略、破坏或死亡有关，就越是会被媒体关注。对报道印象的权衡、调和与变化则会让人感觉不安和无聊。

丑闻和“丑闻性疾病”也决定了公共卫生保护措施。它们既不是纯“疾病逻辑的”，也不是纯“科学逻辑的”。[①] 相反，急性及威胁性瘟疫是讨论和实施公共卫生服务的主要理由。这些疾病可以是对公共卫生的最常见甚至最严重的威胁，但也不一定总是如此。显然，公共卫生服务绝不会一直以合理的方式运作并取得预期的结果。这也意味着“丑闻性疾病”会引起公众对社会进程的关注，而这些进程通常已经在进行之中。

这也是历史人口统计学和流行病学的重要性所在。历史人口统计学和流行病学适合用于评估历史现象在面对疾病和死亡时的“真实”意义。在“健康与社会”方面，历史人口统计学和历史流行病学观点绝不仅仅是让人们随时间的变化对人口结构、死亡率结构和发病率结构有显著的了解。定量分析至少使得两件事成为可能：首先，可以检测在公众中影响如此巨大的“丑闻性疾病”是否真的在流行病学上，也就是在疾病和死亡原因方面，有其看

---

① 关于这个现象，参见《疗效与效率：对卫生服务的随机思考》(Cochrane, Archibald L.: Effectivenes and Efficiency. Random Reflections on Health Services. London: Nuffield Prov. Hospital Trust 1973)、《流行病学基础》(Lilienfeld, Abraham M./Lilienfeld, David E.: Foundations of epidemiology. New York u.a.: Oxford Univ. Press 1980) 及《时间、地点和人：流行病学史的几个方面》(Lilienfeld, Abraham M. (Hrsg.): Times, places, and persons. Aspects of the history of epidemiology. A Conference on the History of Epidemiology... May 5, 1978 (Bulletin of the history of medicine. The Henry E. Sigerist supplements, new series, 4). Baltimore u.a.: Johns Hopkins Univ. Press 1980)。

上去的那么重要，又或者那些不为人知的无名疾病才是“真正的杀手”；其次，相应的研究可以确定那些已经实施的卫生政策措施产生了多大程度的影响。

这也是流行病学和统计学在当前卫生安全中的重要性所在，无论是在公共还是个人的医疗领域。由“丑闻性疾病”造成的“偏见”和公众歇斯底里的扭曲，或者出于个别医生偶然的看法和经验的“偏见”，均可以通过流行病学和人口统计学的研究得到纠正。通过长期的流行病学报告，可以估算出健康威胁的实际潜在风险，并得出有效的措施。面对2003年春季的非典疫情，柏林的罗伯特·科赫研究所始终保持冷静和镇定，为处理疑似病患提供了精确而又简单的安排。

医学实践也是同样的情况。在这里，所谓的“循证医学”（EBM）和“科克伦协作网”（Cochrane-Gruppen）建立了自己的用于诊断和治疗的流行病学统计学方法。将其作为教条并不是毫无争议的，但它的巨大价值还是得到了各方的认可。循证医学是指医生应尽可能根据现有的最佳外部研究结果（证据）做出医疗决策。循证医学用5个级别的分级来评估证据质量：最高级别是“金标准”，基于质量可靠的随机对照实验后所做的系统评价；最低级别是权威机构和专家意见以及描述性研究。没有生物统计学的基础知识，也没有办法获得最新的研究情况，就不可能有循证医学。因此，无障碍地获取文献和进行全球交流，对于实践、科学和研究来说是必不可少的。

“丑闻性疾病”和新冠肺炎

如今，“丑闻性疾病”的现象一如既往地存在。因此，最后一个问题是：现在有哪些“被遗忘的疾病”？当我们在国际上对新冠肺炎感到恐慌时，人们真正的死因到底是什么？

在此可以提及当代非洲儿童死亡率的情况：在 1998 年世界卫生组织《降低儿童主要杀手的死亡率报告》（*Reducing Mortality from Major Killers of Children*）中，我们看到每年有超过 1100 万儿童死于营养不良。在贫穷国家（发展中国家），10 人中有 7 人死于肺炎、腹泻、麻疹、疟疾和营养不良。①

5 年后，这份报告仍然与现实相符。在世界卫生组织 2003 年 4 月 25 日的一份新闻稿中，我们看到了关于疟疾的报道，全世界约有 20% 的人口受到这种疾病的威胁，主要来自世界上最贫穷的国家。疟疾每年造成 3 亿多种疾病和 100 万人死亡，90% 的死者来自撒哈拉以南的非洲地区，大多数死者不到 5 岁。疟疾每 30 秒就造成一名非洲儿童死亡。②《2019 年世界疟疾报告》（*World Malaria Report 2019*）再次指出，5 岁以下儿童是患疟疾的高危人群。2018 年，67%的疟疾病死者（27.2 万人）属于该人群。③

因此，不论是历史上还是当前，有史以来最大的杀手仍然是

---

① 参见《降低儿童主要杀手的死亡率报告》（WHO - Information Fact Sheet No 178, Revised September 1998: Reducing Mortality From Major Killers of Children; Bryce, Jennifer/Boschi-Pinto, Cynthia/Shibuya, Kenji/Black, Robert E. /WHO Child Epidemiology Reference Group: WHO estimates of the causes of death in children. Lancet 365, 2005, S. 1147 - 1152）。

② “Malaria is alive and well and killing more than 3000 African children every day”：Vgl. http://www.who.int/mediacentre/releases/2003/pr33/en/（访问日期：2020 年 4 月 14 日）。

③ https://www.who.int/news-room/feature-stories/detail/world-malaria-report-2019（访问日期：2020 年 4 月 20 日）。

疟疾，而不是“丑闻性疾病”，尤其是在儿童中。全世界可能有500亿人死于疟疾，其中2亿人是在过去的几个世纪里死去的。

直到20世纪，天花是世界上最大的杀手。在全球范围内普遍接种疫苗之前，仅在20世纪，就有5亿人死于天花，其中大部分是儿童，其死亡率约为30%。

结核病是一种复发性疾病，每年可杀死150万~200万人。在过去的两个世纪中，估计有10亿人死于结核病。

看到这些疾病数和死亡人数时，我们应该始终记住，无论是历史上还是今天，在世界的不同地区存在着完全不同的情况。这也影响着我们对“丑闻性疾病”的认识。

那么，新冠肺炎是一种“丑闻性疾病”吗？是，但也不是！如果与其他“真正的杀手”，比如1959年或1969年的流感大流行相比，当前新冠肺炎的感染人数和死亡人数确实很少。然而，世界各地的城市、地区和国家的运行却以前所未有的方式被中断。所以，是的，新冠肺炎是一种“丑闻性疾病”。但通过2002—2003年的非典大流行和2012年的中东呼吸综合征，我们已经认识到，冠状病毒传播的速度可以有多快，也认识到了它可能会导致的发病率和死亡率。鉴于新冠病毒的潜在性，该病毒引起的流行病和大流行病可能会令世界上准备最充分的医疗卫生体系在短时间内崩溃，从而导致高疾病率和高死亡率。来自疫情严重地区的医院的报告，以及明显缺乏消毒剂、口罩和其他防护物品的情况都表明了（人为的）情况的特殊。[①] 医生和病人在医院只能看

① 参见《新型冠状病毒肺炎：无情的中期结算》（Vogt, Paul Robert: COVID-19 - eine schonungslose Zwischenbilanz）。https://www.theeuropean.de/paul-robert-vogt/coronakrise-falsche-politik- hat-die-pandemie-nach-europa-gebracht/（访问日期：2020年4月20日）。

到具有相同症状、患有相同疾病的患者。因此，应尽早采取干预措施，尽可能快地确保医疗供给的运行效率，在中短期内避免疾病和拯救生命。因此，可以说新冠肺炎不是“丑闻性疾病”，而是潜在的“真正的杀手”。

参考文献

《霍乱时期的恐慌》(Briese, Olaf: Angst in den Zeiten der Cholera. 4 Bände. Berlin: Akademie Verlag 2003)

《在汉堡死亡：1830–1910 年霍乱时期的城市、社会和政治》(Evans, Richard J.: Tod in Hamburg. Stadt, Gesellschaft und Politik in den Cholera–Jahren 1830 – 1910, Reinbek: Rowohlt 1990)

《大流行病的世纪：一百年的恐慌、歇斯底里和狂妄自大》(Honigsbaum, Mark: The pandemic century. One hundred years of panic, hysteria, and hubris. London: Hurst 2018)

《大流行病心理学：为下一次全球性的传染病暴发做准备》(Taylor, Steven: The psychology of pandemics. Preparing for the next global outbreak of infectious disease. Cambridge/UK: Cambridge Scholars Publishing 2019)

《艾滋病：在分裂的德国对一种威胁的剖析》(Tümmers, Henning: AIDS – Autopsie einer Bedrohung im geteilten Deutschland. Göttingen: Wallstein 2017)

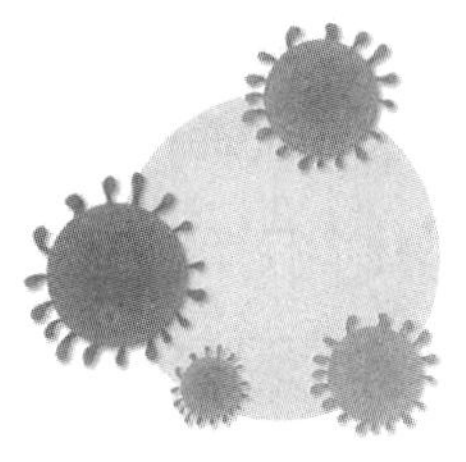

第 3 章

瘟疫创造历史

现在几乎每天都能听到一些国家领导人或领导候选人发表有关病毒局势或者疫情军事化的言论。疾病是战争，病毒是敌人：理性、克勤克俭和团结一致有助于人们打赢这场战争；而与此同时，宝贵的、无法面向所有人开放的健康保险金应该按照分诊流程，合理分配。此类把医学隐喻为战争的言论在免疫学和细菌学方面具有悠久的传统。如今，医学语言中出现的那些有关对抗外来入侵病毒的言论已经转移到政治领域。“人类的身体受到外来元素的威胁”这种看法被广为接纳。[①]

然而，疾病是战争吗？或者颠倒过来，战争是疾病吗？两种

① 参见《看不见的陌生者：德意志帝国时代的细菌学和政治语言》，收录于《细菌学与现代性：针对不可见生物政策的研究 1870—1920》（Gradmann, Christoph: Unsichtbare Feinde. Bakteriologie und politische Sprache im deutschen Kaiserreich. In: Sarasin, Philipp (Hrsg): Bakteriologie und Moderne. Studien zur Biopolitik des Unsichtbaren 1870 - 1920. Frankfurt/M: Suhrkamp 2007）。

说法所指的是同一种灾难吗？如果所指相同，哪些语言规定、哪些描述是一致的？哪些群体应该注意和服从？所谓引起我们死亡恐惧的“瘟疫情景”究竟是什么样子？与当下争论相关的基准参照体系就是瘟疫的历史。对遗留在文化记忆中的那些传染疾病的探寻，以及有关哪些灾难性瘟疫已经被遗忘的疑问，能够让我们思索：在今天，采取哪些行动将会唤起《启示录》中的末日预言？

“黑死病”和有关病原体的争论

欧洲历史上标志性的瘟疫是从 1346 年蔓延至 1353 年的黑死病。“黑死病”在极短时间内成为人类不可避免的大规模死亡的同义词。在艺术方面，这场瘟疫在大量作品中留下印证，其中包括薄伽丘（Giovanni Boccaccio）完成于瘟疫横行期间的《十日谈》。直至近代，1947 年加缪（Albert Camus）完成长篇小说《鼠疫》，但是这本书更多被解读为旨在刻画法西斯政治病毒悄无声息的蔓延。1346 年黑死病的暴发并非突如其来。这场瘟疫暴发于亚洲草原，时至今日，这里依然是瘟疫暴发的温床。1345 年，通过陆路和海路，这场瘟疫抵达欧洲大陆的边缘。1348 年，通过黑海和地中海的海上贸易，黑死病抵达意大利和法国南部港口。从那里开始，黑死病以每天 30 公里的速度在欧洲蔓延开来——这个距离基本上相当于当时的旅行者一天走过的路程。

不管是 5000 万还是 8000 万，死于黑死病的人数没有准确的数字，只能近似地估计：在一些城市，甚至有 80% 的人因黑死病丧命，在另外一些城市这个比例约为 15%。在第一场黑死病浪潮中，大片欧洲地区并未受到波及，如比利时、波兰和德国南部地区。大量的病人和死者对家庭和国家意味着什么，几乎无以言表。家庭和社区分崩离析，有人尝试自救，有人照顾病人，有人认定这是上帝的惩罚，有人喋喋不休地争论个人的贪欲和恶行。教会和当权者的声望因为无力抵抗瘟疫而一落千丈。在绝大多数情况下，少数族群会成为替罪羊。在欧洲遭殃的是犹太人，他们因黑死病被屠杀和焚尸。但黑死病历经数代才逐渐消失。城乡家庭的生活与工作需要重新调整，因为没有人应付遗留下来的工作。农业、手工业、各行行会等亟须重建——从长远角度看，这些促成了新工作方式下经济的发展。[①]最后，正如一些艺术家所认为的，黑死病撼动了中世纪的神权专制，为文艺复兴铺平了道路。[②]黑死病的图景时至今日依旧对文化产生着重要影响。周而复始出现的黑死病主题经常利用骷髅的形象展现各式各样的死亡，比如骷髅与死尸或者濒临死亡的人一起跳舞、骷髅用镰刀杀人，等等。诸如此类的场景深入人心，每当人们提到一种瘟疫，都会联想到这些。

黑死病流行过后频繁卷土重来的地区，以及区域性鼠疫暴发的地点，对早期的公共卫生产生了深远影响。在这些鼠疫暴发地

---

① 参见《富裕阶层的三个骑士：瘟疫、战争和近代欧洲的城市化》（Voigtländer, Nico/Voth, Hans-Joachim: The Three Horsemen of Riches: Plague, War, and Urbanization in Early Modern Europe. Review of Economic Studies 80, 2013, S. 774 - 811）。

② 参见《近代文化史：从黑死病到世界大战欧洲灵魂的危机》，第一册《导论、文艺复兴以及宗教改革》（Friedell, Egon: Kulturgeschichte der Neuzeit. Die Krisis der europäischen Seele von der Schwarzen Pest bis zum Weltkrieg. Bd.1: Einleitung, Renaissance und Reformation. München: Beck 1927）及《1348年意大利的瘟疫：50项同时代的来源》（Bewegende Augenzeugenberichte bei Bergdolt, Klaus (Hrsg.): Die Pest 1348 in Italien: fünfzig zeitgenössische Quellen. Heidelberg: Manutius 1989）。

发生了有趣的变化，比如发明了特制的担架，将病人运离城市。[①]

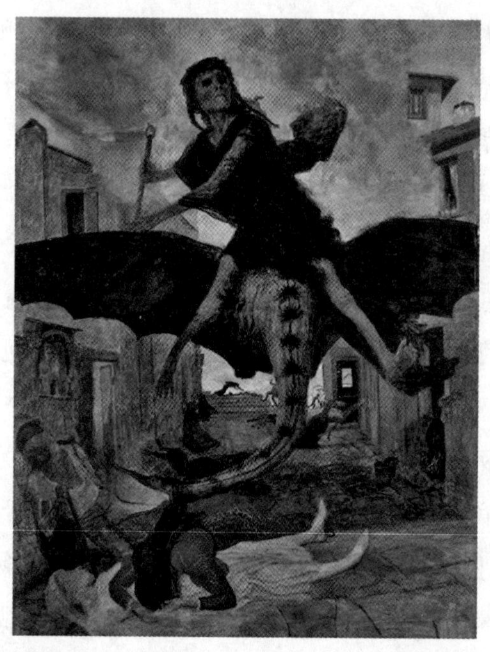

图 3-1 《瘟疫》，勃克林（Arnold Böcklin）绘制，存于巴塞尔艺术博物馆

有关公共卫生的话题我们将在后面的章节继续探讨。在此补充一个自然而然提出的问题。数百年来史学家们一直在争论：黑死病究竟是一种什么样的瘟疫？天花、斑疹伤寒、霍乱、伤寒、炭疽病以及其他传染病的病原体，早已在数千书籍、报告中以最犀利的方式被剖析诊断过。通过现代分子生物学方法证明，

① 参见《近代早期城市的瘟疫》，收录于《变化中的英戈尔施塔特：改革初期的临界点》（Dross, Fritz: Seuchen in der frühneuzeitlichen Stadt. In: Greiter, Susanne/ Zengerle, Christine (Hrsg.): Ingolstadt in Bewegung. Grenzgänge am Beginn der Reformation. Göttingen: Optimus 2015, S. 303 - 324）。

1346—1353年，黑死病的病原体无疑是鼠疫杆菌。[①] 这种瘟疫的病原体在其第三次大流行期间，即19世纪末至20世纪初，由热带病医生耶尔森（Alexandre Yersin）在香港发现。1910—1911年冬天，这场大流行的暴发也导致了臭名远扬的“满洲瘟疫”（Mandschurische Pest）的流行。这场瘟疫并非典型的腺鼠疫，即由淋巴结肿大的跳蚤叮咬引起的外周感染。更确切地说，这种鼠疫是通过飞沫在人与人之间传播的，作为一种肺鼠疫，它在任何感染方式下都不可避免地会在很短的时间内引起大量死亡。

对“雅典大瘟疫”的探讨

历史上另一场著名的瘟疫是所谓的“雅典大瘟疫”（Attische Seuche）。这场瘟疫发生在公元前430—前426年。古希腊著名历史学家修昔底德（Thukydides）对这场瘟疫进行了深入的记录。在拉丁语中这场瘟疫被称为“Pestis”，古希腊语称为“Loimos”。这个词是如何演变为一般性术语的，仍存在争议。在伯罗奔尼撒战争中，希腊各城邦争夺霸权，雅典被斯巴达人包围。雅典及其周边地区的居民拥挤在海港区域，聚集在城市里。这场瘟疫总共夺走了雅典三分之一人口的生命。瘟疫被认为是雅典战败的罪魁

---

① 参见《鼠疫耶尔森氏菌的不同复制导致了黑死病》（Haensch, Stephanie/Bianucci, Raffaella/Signoli, Michel/Minoarisoa, Rajerison: Distinct clones of Yersinia pestis caused the Black Death. PLoS Pathog 6, 2010, e1001134）及《从黑死病患者中定向富集鼠疫耶尔森氏菌pPCP1质粒》（Schuenemann, Verena J. et al.: Targeted enrichment of ancient pathogens yielding the pPCP1 plasmid of Yersinia pestis from victims of the Black Death. Proc Natl Acad Sci USA 108, 2011, S. E746 - 752）。

祸首，并最终导致希腊城邦文化的终结，进而导致整个希腊古典文明的终结。

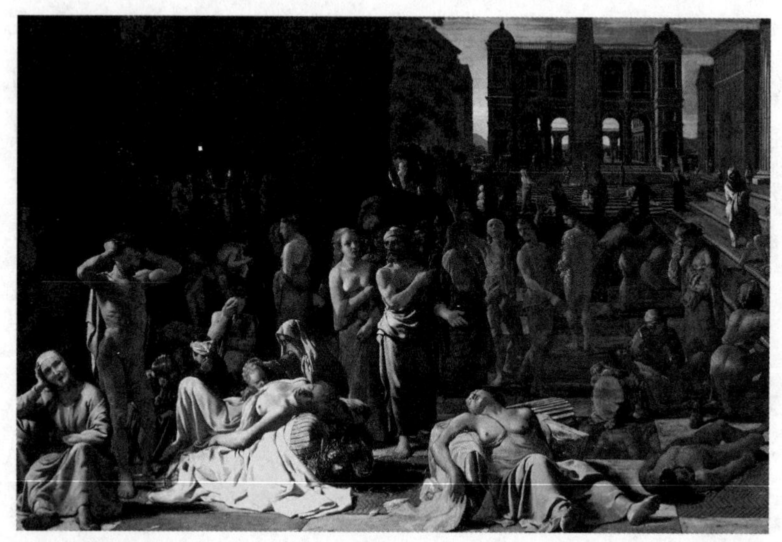

图 3-2 《雅典大瘟疫》，荷兰画家斯威特斯（Michiel Sweerts）绘于 1652—1654 年

然而，这场瘟疫的真正源头直到今日仍不清楚。普遍认为，病原体首先侵袭了生存空间狭小、营养不良的民众，在恶劣的卫生条件下，又进一步传播开来。人们首先想到的是斑疹伤寒（疹性伤寒），但许多其他疾病也反复出现，这些疾病根据修昔底德的描述，不可能是由鼠疫引起的，天花或炭疽病也证据不足。虽然分子生物检测显示有沙门氏菌存在，但依旧存在争议。

于是，人们会提出这样一个问题：追溯病原体究竟有什么意义？在 19 世纪末描述 2400 多年前发生的鼠疫的病原体，这种追溯首先并不具备今天意义上的流行病学的准确性，因为这种准确性在鼠疫发生的年代并不存在。它也破坏了时代本身的解释语境和解释模式。最后，这种追溯为过去发生的历史刻上了当代的印迹，但这种印迹在当时是不会有的。这就像在舞台上表演戏剧，某一场戏要二次公演，但主演却不是第一次公演时的演员了。尽管如此，这种复盘可能还是有用的，因为这可以让人们始终记住事实上发生了什么。从具体方法来说，我们需要明确：分析的目的是获得哪方面的知识？当前科学和医学的关注点必须与历史关注点区分开来。长期以来，鼠疫一直是一个普遍的术语，用于描述造成毁灭性后果的各种瘟疫。从1894年起，它才开始代指与鼠疫耶尔森氏菌有关的疾病。

历史学家探究当时的人们如何经历这场瘟疫，如何解释这场瘟疫，人们采取了什么措施来治疗它，这场瘟疫造成了哪些社会后果，政府采取了哪些政治措施，这些措施产生了什么样的经济影响等；而古病理学家则研究这场瘟疫是由哪种病毒或细菌引起的。①

---

① 参见《回顾性诊断在医学史上的潜力与批评》(Krischel, Matthis: Potentiale und Kritik an der retrospektiven Diagnose in der Medizingeschichte. NTM Zeitschrift für Geschichte der Wissenschaften, Technik und Medizin 27(2), 2019, S. 193 – 199)；《疾病：历史阐释与回顾性诊断》，收录于《医学史：任务、问题以及视角》(Leven, Karl-Heinz: Krankheiten – Historische Deutung versus retrospektive Diagnose. In: Paul, Nobert/Schlich, Thomas (Hrsg.): Medizingeschichte. Aufgaben, Probleme, Perspektiven. Frankfurt/M.: Campus 1998, S. 154 – 186)；《来自老鼠和人类：瘟疫、历史以及回顾性诊断带来的问题》，收录于《瘟疫：人类创伤的历史》(Leven, KarlHeinz: Von Ratten und Menschen – Pest, Geschichte und das Problem der retrospektiven Diagnose. In: Meier, Mischa (Hrsg.): Pest. Die Geschichte eines Menschheitstraumas. Stuttgart: Klett-Cotta 2005, S. 11 – 32)；《历史批判性病理学和历史：对海涅病理学的批判性评价——以海涅的梅毒诊断为例》，收录于《历史：历史、医学、自然科学和技术上的经验和行动》(auf der Horst, Christoph: Historisch-kritische Pathographien und Historizität: Eine kritische Auswertung der Heine-Pathographien am Beispiel der Syphilisdiagnosen Heinrich Heines. In: Labisch, Alfons/Paul, Norbert (Hrsg.): Historizität: Erfahrung und Handeln in Geschichte, Medizin, Naturwissenschaften und Technik. Stuttgart: Steiner 2004, S. 121 – 151)。

天花、梅毒与大洲间的交换

1519—1521 年，伊比利亚探险家科尔特斯（Hernán Cortés）与少数西班牙雇佣军征服了今天的墨西哥。他们是如何做到的？他们使用了枪炮、马匹、战术、狡猾、欺骗和财富。我们还知道，科尔特斯和少数西班牙幸存者，一共 400 余人，在 1520 年 6 月陷入绝望的境地。然而在此期间，天花疫情在阿兹特克人中暴发，在 1519—1565 年夺走了 40% 墨西哥原住民的生命。这场传染病解救了西班牙侵略者，使得他们可以继续前进。墨西哥原住民人口从 2500 万下降到 250 万，人口迅速下降的主要原因就是欧洲人带来的疾病。

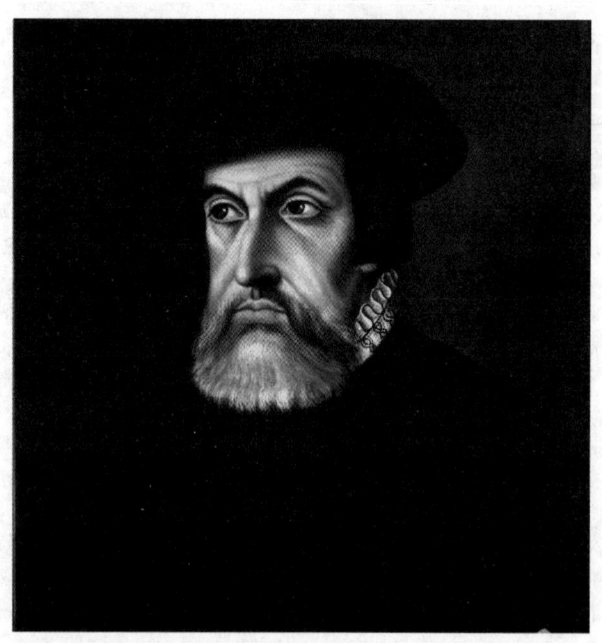

图 3-3　伊比利亚的探险家科尔特斯，18 世纪一位不知名的艺术家的创作

今天，人们解释当年决定战争结果的天花疫情时认为，欧洲人已经在儿童时期的天花传染中存活下来，并因此产生了抵抗力，而原住民从未接触过此类疾病。不仅仅是天花，麻疹、腮腺炎、流感、伤寒、肺结核，还有后来的疟疾、霍乱和黄热病也被欧洲人带到了南美洲。1520—1580 年，中美洲约 80% 的原住民死于感染瘟疫。① 这些疾病从中美洲蔓延到南美和北美。因此，征服两个美洲可能造成了人类有史以来最大规模的牺牲。据估计，高达 70% 的美洲原住民死于不明疾病。

然而，细菌和病毒的“输入”并不是一条单行道。根据克罗斯比（Alfred W. Crosby）于 1972 年在一家小型出版社少量出版的著作《哥伦布大交换》(*Columbian Exchange*)，这次交换包括了新旧世界之间的全部交流。克罗斯比以这本著作创立了全球生态历史学。作为这一学科的先锋，他深入研究了旧世界和新世界之间的全部生物影响以及文化冲击。② 玉米、土豆、西红柿和其他茄类植物、花生以及许多现在被认为是欧洲日常生活中的传统水果的食物，都来自中美洲和南美洲。美洲当地人不认识马、驴、牛和绵羊。北美中部草原的印第安人文明都借助了西班牙马匹。在当前的分子生物学研究中，我们可以一步一步地追踪美国或加拿大白人移民在当地的分散定居过程。比如佩珀雷尔（Caitlin Pepperell）证明，肺结核在加拿大是紧随原住民和皮毛商人之间

① 参见《16 世纪墨西哥的大干旱和大量死亡》(Acuna-Soto, Rodolfo/Stahle, David W./Cleaveland, Malcolm K./Therrell, Matthew D.: Megadrought and Megadeath in 16th Century Mexico. Emerging Infectious Diseases 8(4), 2002, S. 360 - 362)。

② 参见《哥伦布大交换：1492 年以后的生物影响和文化冲击》(Crosby, Alfred W.: The Columbian Exchange - biological and cultural consequences of 1492. Westport, Conn.: Greenwood 1972)。

的皮毛交易传播开来的，但只在特定的生态环境中才突然暴发。[①]

印第安人报仇了吗？事实上，在哥伦布“发现印度”几年后，欧洲也出现了一场新的瘟疫，更确切地说，发生在1494年的那不勒斯。著名医生法兰卡斯特罗（Girolamo Fracastoro）在一首演讲诗中将这场瘟疫称为“梅毒”。当时，这场疾病被解释为恒星的一次特殊会合。然而从经验上看，很快就有人怀疑这种疾病以某种方式与“淫秽”、“猥亵”、性交有关。今天我们知道，梅毒是由螺旋体群的梅毒螺旋体引起的疾病。这种细菌的储存库是人类，肯定对人类有致病性。

然而，如我们今天所知，也有其他疾病是由螺旋体引起的，在旧世界久负盛名。例如，梅毒的一个同源病毒引起了雅司病，一种非性病的热带病。它不会导致死亡，但是患者的皮肤和骨头会遭到严重毁坏。在早期有关某种新型“法国疾病”的报道中，例如在胡滕（Ulrich von Hutten）的控诉中，有证据表明，这种疾病与雅司病有关，但不确定是否可以追溯为同一种疾病。新的分子生物学方法似乎可以证明，西班牙人将这种病原体的南美变种带回了欧洲，导致无免疫的欧洲人受到攻击。梅毒在雇佣军身上成为一种性病，并引起了长期的真正的恐慌，直到胂凡纳明和青霉素出现为止。因为与性相关，梅毒为丑化资产阶级性生活的敌意倾向提供了可能性，并成为一种威慑。它被解释为上帝对无节制生命的惩罚，像艺术主题一样流行开来。在托马斯·曼（Thomas Mann）的小说《浮士德博士》（*Doktor Faustus*）中，作

① 参见《结核分枝杆菌通过加拿大毛皮贸易的传播》（Pepperell, Caitlin S./Granka, Julie M./Alexander, David C./Behr, Marcel A.: Dispersal of Mycobacterium tuberculosis via the Canadian fur trade. Proc. National Academy of Sciences USA 108(16), 2011, S. 6526 - 6531）。

者让一位作曲家感染梅毒，目的是在天赋和精神错乱的交错中通过大脑疾病唤醒天才的创造力和天分。最终，这位作曲家精神错乱，逐步走向死亡。

本章节的回顾想传递这样的信息：瘟疫及其传播，虽然依靠其生物学的本质，但也综合了社会和文化环境以及人类的行动，我们只能从这个广阔的角度去思考和理解瘟疫。

被遗忘的 1918 年大流感

据报道，臭名昭著的 1918—1920 年流感在其三次传染浪潮中一共造成 3000 万 ~ 5000 万人死亡。一些数据表明，全球死亡人数高达 1 亿人，即使是在没有受到第一次世界大战影响的地区，流感依然造成了死亡。大概有 5 亿人被感染。这场近代史上死亡人数最多的大流行病为什么被遗忘了这么久（至少在欧洲是这样），仍然是个谜。直到 20 世纪 90 年代，医学史学者和普遍史学者都没有认真研究过“西班牙流感”（Spanische Grippe）。即便在这场大流行病横行的时期，至少在欧洲，公众的反应也不大。虽然结核病或梅毒在艺术和文学中反复出现，但很少有作家考虑过流感。比如德布林（Alfred Döblin）在长篇小说《1918 年 11 月》（*November 1918*）中，只是将瘟疫作为缓慢而幽暗的背景音乐，时隐时现。难道第一次世界大战和战后对革命的恐惧使得欧洲人民变迟钝了吗？据报道，第一次世界大战的军事和平民伤亡人数约为 1850 万人。

ÚLTIMA HORA
MADRID
CAUDETE
AGVIRRE
Sigue presentándose con carácter benigno. Faltan cementerios.

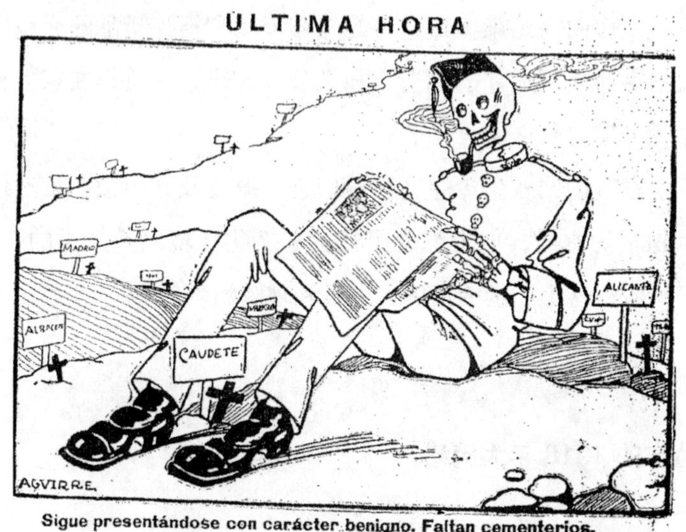

图 3-4　1918 年 9 月底西班牙的讽刺漫画：《那不勒斯士兵报》（*Soldado de Nápoles*）上有关于这种疾病的良性特征，同时也提到在墓地中准备好了地方

3000 万 ~ 5000 万这一估计范围揭示了流感死亡者的一个根本问题：所有的病人和死亡者，比如生活在周边农村地区的感染者，是否都已被包括进去并上报了呢？如果是这样的话，当时的常规临床诊断是否足以清楚地将死者死因归于流感？

在 20 世纪 90 年代末，西班牙流感的病因从分子生物学上得到了解释：利用依靠聚合酶链反应（PCR）研究出现的新可能性，可以从阿拉斯加永久冻土层中的流感受害者集体坟墓中找到最小基因片段进行基因组重构。这一发现还得到了来自 1918 年死亡士兵的各种保存组织样本的补充，从这些样本中可以重建部分流感病毒。西班牙流感的病原体是甲型流感病毒之一。

从各种对抗瘟疫的措施中，产生了各式各样隔离形式的历史试验。1918 年 9 月费城暴发瘟疫之后，游行和其他公共活动依然允许进行；但在圣路易斯，人们基本上禁止相互接触。最终费城每10万人中719人死亡，圣路易斯每10万人中347人死亡。[①]这项历史流行病学研究对德国目前的决策产生了决定性的影响，即当新冠肺炎呈指数级传播时，应尽量避免社会接触，尤其是关闭学校和幼儿园。这也是应用医学史的一个例子。

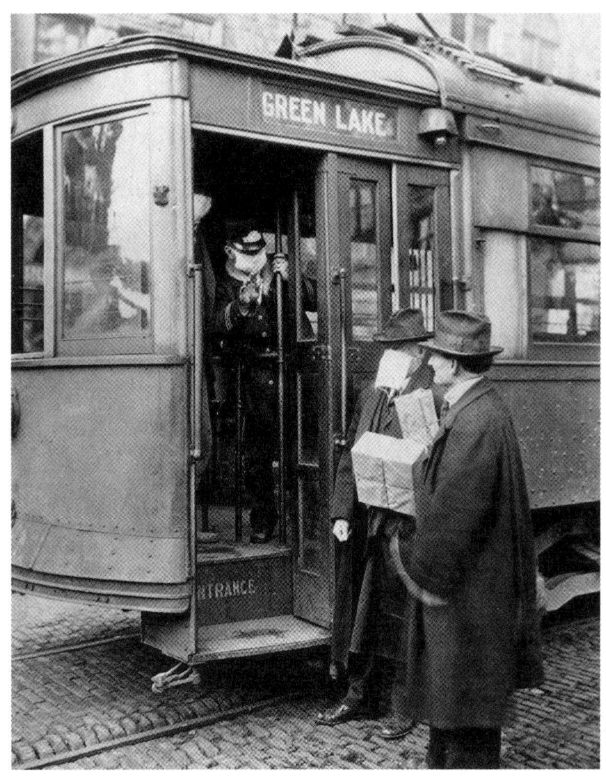

图3-5　1918年在西班牙流感大流行期间，华盛顿州西雅图市采取了预防措施，不允许任何不戴口罩的人乘坐公共交通工具

① 参见《1918年流感大流行期间的公共卫生干预措施和流行病强度》(Hatchett, Richard J./Mecher, Carter E./Lipsitch, Marc: Public health interventions and epidemic intensity during the 1918 influenza pandemic. PNAS 104(18), 2007, S. 7582–7587)。

实际上，流感在欧洲是众所周知的。19 世纪的教科书中已经列举出了最准确的症状，以及发生和传播途径。受影响者的范围也很广，偶尔还有人观察到男性更容易感染。1918 年 5 月底，西班牙流感传到德国时，关于“一种神秘的西班牙疾病”的第一批报告似乎只经过了检查。西班牙没有陷入战争，审查制度较少，西班牙医生是欧洲第一批采取更严格瘟疫防护措施的医生。因此，流感被称为西班牙流感。也有人猜测，可能是协约国的援助部队从远东地区把疾病带进来的，美国军队也要对此负责。在同盟国方面，则有传言说德国人散播了一种生物武器。

在疾病到达德国后不久，国会卫生委员会于 1918 年 7 月和 10 月举行了两次会议，讨论反复出现的疾病和死亡病例。尽管 7—10 月局势恶化，但在第二次会议之后，当局依然认为：该病不必呈报，也不必禁止集会；学校会在必要时关闭；建议民众洗手、用盐水漱口、生病后卧床休息。①虽然许多医生呼吁关闭剧院、取消活动以控制疾病，但市政当局仍试图保持剧院开放。与此同时，科学家们对西班牙流感的病因展开了争论。由于没有发现哪种细菌会引发这种疾病，研究人员再一次接受了历史和地理上细菌发现前，人们对瘟疫产生的想象，最终出现了病毒（并非今天意义上的病毒，而是某种意义上的“毒物”）可以被认为是发病

---

① 参见《不允许发生的瘟疫：德国医学和 1918—1919 年巴登地区的流感疫情》，收录于《1918—1919 年西班牙流感大流行》（Witte, Wilfried: The plague that was not allowed to happen. German medicine and the influenza epidemic of 1918 - 19 in Baden. In: Phillips, Howard/ Killingray, David (Hrsg.): The Spanish Influenza Pandemic 1918 - 19. New Perspectives (Routledge Studies in the Social History of Medicine). New York: Routledge 2003, S. 49 - 57）。

原因的理论。[1]实际上，医生在病床前的工作，与理论上的论述相去甚远。他们的努力治疗大多是无济于事的，诸如酒精、咖啡、鸡汤或茶之类的家庭药方兴盛起来。高死亡率证明，在这场大流感期间采取的所有措施都是无效的。

近代的疾病与战争

领导战争的阵营也对西班牙流感保持缄默，因为军方领导人担心有关流感的报道可能会削弱军队的士气。

营地热尤其令人担忧，这种疾病也被称为战争热或野战热。两种截然不同的传染病——伤寒和斑疹伤寒，往往隐藏在其背后。在1812—1813年的战争中，拿破仑一世骄傲的“宏伟军团”的60万名战士，只有2.3万人从俄罗斯返回。大多数人不是死于战斗，而是死于营地热。

德国军队高层十分熟悉这一情况，在1870—1871年的普法战争中，由于疾病，德国军队进行的突围行动相对较少。14万德国军人中，超过4.3万人由于伤病丧命，其中1.5万人的死亡与疾病有关。超过75%的病人死于痢疾和伤寒。总的来说，将近7.5万名士兵感染了痢疾和伤寒，将近9000人死于这两种疾病。传

① 参见《专业知识的失败：1918—1919年流感流行期间英国的公共卫生政策》(Tomkins, Sandra M.: The Failure of Expertise: Public Health Policy in Britain during the 1918 - 19 Influenza Epidemic. Social History of Medicine 5, 1992, S. 435 - 454）及《20世纪上半叶流感研究中的细菌学范式》(Helvoort, Ton van: A bacteriological paradigm in influenza research in the first half of the twentieth century. History and Philosophy of the Life Sciences 15, 1993, S. 3 - 21）。

染病肆虐的决定性原因是，驻法国的德国士兵密集地驻扎在伤寒流行地区。

天花更为明显。德国为新兵接种了天花疫苗，即使小时候已经接种过疫苗的人也会再接种一次。与此相反，法国军队对天花的预防却很松懈。在这场出乎意料的漫长战争中，当其他军队撤离法国时，已经感染了天花。这种瘟疫从士兵传染到平民身上，并在1869—1870年造成约20万人死亡，1870—1871年又造成9万人死亡。[①] 德国军队中只有大约5000名士兵由于天花病倒，约300人死亡。在法国军队中，这个数字无法确定，可能有12万士兵染病，2.4万人死亡。大量的法国战俘将天花带到了德国，这对进一步的天花流行史和公共卫生的发展都具有重要意义。天花在德国暴发。仅在普鲁士，1871—1872年就有超过12.5万人死于天花，大致相当于每一万名居民中有25人死于天花。而在和平时期，每一万名居民中只有2人死于天花。总的来说，1871—1872年，德国死于天花的人数超过17万。

综上所述，我们可以断定：瘟疫是人类永恒的陪伴者。只有国际贸易以及城市和行进军队中的大量人口，才能够为疾病病原体提供必要的中间宿主和最终宿主库，并最终造成数量惊人的受害者。因此，病原体的生命和生存可能性与人类的生存条件是相互作用的，是等价的因素。复发性瘟疫唤起了相应的公共对策，促进了公共卫生的组织化。

---

① 参见《战争引起的流行病》（Prinzing, Friedrich: Epidemics Resulting from Wars. London u.a.: Oxford University Press 1916, S. 207）。

参考文献

《欧洲的黑死病：大型瘟疫与中世纪的终结》(Bergdolt, Klaus: Der Schwarze Tod in Europa – die Große Pest und das Ende des Mittelalters. München: Beck 2017)

《哥伦布大交换：1492 年以后的生物影响和文化冲击》(Crosby, Alfred W.: The Columbian Exchange – biological and cultural consequences of 1492. Westport/Conn.: Greenwood 1972 (und öfter))

《瘟疫史上的新道路》(Dinges, Martin/Schlich, Thomas (Hrsg.): Neue Wege in der Seuchengeschichte. Stuttgart: Steiner 1995.)

《1493 哥伦布的地球：人类、动物、植物如何跨越大洋，以及今天的世界是怎样形成的》(Mann, Charles C.: Kolumbus' Erbe 1493: Wie Menschen, Tiere, Pflanzen die Ozeane überquerten und die Welt von heute schufen. Reinbek: Rowohlt 2013)

《被传染病笼罩的欧洲：漫长 20 世纪中的瘟疫》(Thießen, Malte (Hrsg.): Infiziertes Europa: Seuchen im langen 20. Jahrhundert. Berlin/Boston: De Gruyter Oldenbourg 2014)

《历史视角下的流行病和大流行病》(Vögele, Jörg/Knöll, Stefanie/Noack, Thorsten (Hrsg.): Epidemien und Pandemien in historischer Perspektive. Wiesbaden: Springer VS 2016)

《颠茄和隔离：西班牙大流感历史》(Witte, Wilfried: Tollkirschen und Quarantäne: die Geschichte der Spanischen Grippe. Berlin: Wagenbach 2008)

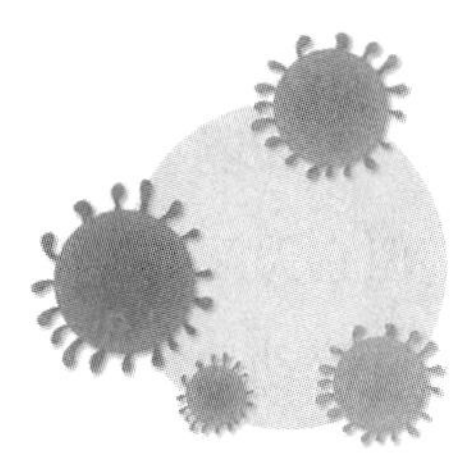

第 4 章

流行病与社会卫生体系建设

对于小社区而言，疫情就像海啸席卷沿海地区一样——无人可以幸免！在早期人类的小群体中，或者在 20 世纪，像埃博拉这样的病毒性出血热（Hämorrhagisches Fieber）在非洲偏僻村庄里肆虐的时候，均是如此。对于大型社区和社会而言，一种未知流行病的侵袭则像是一场暴风骤雨——有人生病，有人死亡，有人幸存下来，幸存者的生活还要继续下去。如果流行病定期复燃，共同体要想生存，则必须自卫。一个共同体的内部与外部的行为结构越密集，情况就越是如此。

在此关联下，《希波克拉底文集》（*Corpus Hippocraticum*）中的《空气、水和地点位置》一文值得关注。此文被视为一种社会与环境相关的医学的开端。在一种宇宙论的世界观中，希波克拉底–盖伦式的“生活方式”（diaita）是将人的整体生命归结为健康生活的综合学说。在这种“整体性”的营养学（Diätetik）中，人是实际上的重点。尽管这篇文章包含了关于地方性疾病、流行病、其他疾病以及它们在特定环境中与人的生活方式和体质的相互作用的很多宝贵观察，但它关注的主要还是漫游在城市与城市之间的古希腊医生：他们“流动地”完成工作，如果在至今未知的地方遇到新的病人，就会给出必要的建议并指出需要注意的问题。因此，该文是针对医生与病人之间的个人会面的。对于公众（也就是在个人及其主要生活社区的层面之上）的疾病与卫生视角，以及超越了个人性质的“生活方式”的公共防卫乃至公共预防措施，则并未提及。

中世纪与领土卫生的发展

在古典时期的欧洲，流行病已经为人所知。它们已经被荷马所传唱。后来在文字记载的时代，如前所述，有公元前430年的“雅典瘟疫”，随后是公元180年左右的“安东尼瘟疫”（Antoninischen Pest）和公元250年左右的“西普里安瘟疫”（Cyprianischen Pest）。它们是不是由耶尔森氏菌引起的真正的鼠疫还尚无定论。为了应对反复出现的流行病，古希腊的城市已经设置了一种医生们相互合作的自我管理组织，担负起提供医疗救助的公共义务。对行医人员和对治疗处于危险或紧急状况的人们的监督从此开始；这也是在发生公共紧急事件（如流行病）时，医生既要救助患者，也要负责向城市管理部门提出建议的开始。官方指派的医生必须留在现场，不得逃离。因此，对于医生而言，流行病成了道德问题——即便在巨大的危险中也要履行自己的职责。这些职责是后来所谓"职业化"的早期标志。而对其他人来说，在流行病来袭时，逃跑才是座右铭。《十日谈》的作者就持这种观点。

在 1346—1353 年的"黑死病"之后，鼠疫变成了欧洲的本土疾病，常常每隔一段时间就在不同的地方暴发。由于在这些新的流行病中死亡的主要是年轻人，一些科学家认为，当人口的疾病传染程度因世代更迭而减少时，鼠疫总能找到一个新的潜在受害者。在城市中，鼠疫在人口稠密的贫困人群中造成的伤害最大。尤其是，穷人躲过流行病的机会远不如比较富裕的群体，直至今天情况依然如此。1970 年，《明镜周刊》对刚刚消退的"亚洲流感"挖苦地写道："一个月来，流感在德国公民中蔓延，只有一个例外。巴伐利亚社会民主党主席加贝特（Volkmar Gabert）声称：'一个优秀的社会民主党人对来自远东的病毒免疫力很强。'然后他就躲进了山里：'在那儿没有人能传染我。'"①

说回鼠疫。众所周知，1666 年伦敦的鼠疫流行伴随着城市大火。鼠疫可能会卷土重来，这是经验之谈。在这种情况下，城市对内对外的活动都停止了。因此，意大利北部和弗兰德的产布城镇不再生产商品，来自鼠疫流行城镇的商人则被那些还未感染鼠疫的城镇拒绝入城。中世纪晚期和近代早期的贸易城市建立起了纯粹反应性的卫生威胁防御。先行者是威尼斯这座连接广泛贸易网络的城市。早在 14 世纪末，载着病人的船只就不允许直接进入城市的港口了。此外，有嫌疑的船不得不抛锚等待，直到确定乘客没有传染的危险为止。隔离（Quarantäne）这个说法就可以追溯

① 参见《明镜周刊》（Anon.: In die Berge. Der Spiegel, 05.01.1970, S. 86）。

到这个时代。隔离期通常持续 40 天(这个期限源于《圣经》),因此有了意大利语数词 40——“quaranta”。当时贸易世界中的其他海洋共和国和海洋城市也进行了类似的管制。这些措施逐渐发展成为众所周知的人员隔离设施和针对货物(如皮草或织物)的隔离检疫设施。欧洲最后一次鼠疫流行发生在 1720 年的马赛,起因是从黎凡特驶来的一艘船上的商人贿赂港务局,使得他们的货物被允许上岸参加巴黎博览会,尽管该船由于鼠疫本应在港口外被隔离。

贸易城镇内部的流行病防卫措施一般包括具有卫生影响(或副作用)的法规,其中包括城市公共秩序、供水、街道清洁、食品和市场管理等方面的法规。相关责任人没有考虑过共同体的“公共卫生”问题。当时的医学也没有发展出一门公共导向的科学以及由此产生的行动谱系。然而,随着 1485 年“卫生主管”的设立,威尼斯城邦明确提出了“领土卫生”(sanitas terre)的概念,即不是指人或人的躯体,而是涉及一个城市甚至国家领土的健康。这种卫生当局的目标和目的在于维持公共秩序、调节社会等级、干预市场关系和保障生活条件。

这种方式理解下的公共卫生成为公共秩序的一部分,从而也成为政治和行政的一部分。偶尔有医生试图以公开任命的政治家和行政人员顾问之外的身份介入城市或国家的管理,但总是会遭到城市和国家的领导阶层强烈且坚决的拒绝。

近代早期的麻风病和梅毒

在不断发生的鼠疫疫情中,被感染者的房屋被标识且封闭起来。这是强行实施私人隔离的一种方式。人们还会使用特定的建筑设施，将感染者和疑似感染者聚集在一起，与外界隔离。住在这种设施里，就等于被判了死刑。经常有亲属在瘟疫屋前发生骚乱。但共同体需要将病人和疑似感染者隔离以避免疾病进一步蔓延，必要时还会使用暴力。无论如何，这些病人都没有被送进医护院。中世纪和现代早期城市的医护院主要接收贫困人群，即“不幸者”，也就是那些孤苦伶仃、无依无靠的人。被收治的人很少能见到医生。医护院关注的是灵魂的救治，较少关注身体的健康。

十字军东征后，欧洲麻风病人的数量越来越多，社区以不同的方式对待他们。出现了两种新的观点：一是认为存在特定的疾病实体（Entitäten），二是认为这类被特殊疾病感染的人必须与社会分离。于是就有了特定的隔离：应该把病人与社会隔离开来，以防止疾病进一步蔓延的危险。很容易发现，麻风病具有传染性，且没有任何治疗方法。随着时间的推移，针对麻风病患者如何脱离家庭和城市中的社会生活，同时又保障他们的生活，形成了花费极大、经过了医学检验且在法律上可行的方法。被排除在社会之外与被包容并行不悖。一方面，“麻风病观察”是通过控制性的法律行为将涉及者从共同体中移出——这甚至包括物权法问题。另一方面，通常由内行的医生根据麻风病人的血液进行诊断，决定麻风病人是否有资格进入麻风病疗养院。麻风病疗养院主要类似于修道院那样的社团，其居住许可有时与城市的居住权相关，外国人在近代早期的麻风病疗养院里找不到位置。不能住在麻风病疗养院的人，只能像乞丐一样在乡间游荡。这些病人需要带着所谓的麻风病木片，既是对健康人的警示，也作为一种标识。在某些节日，麻风病人被允许进城乞讨，这也是一种特权。

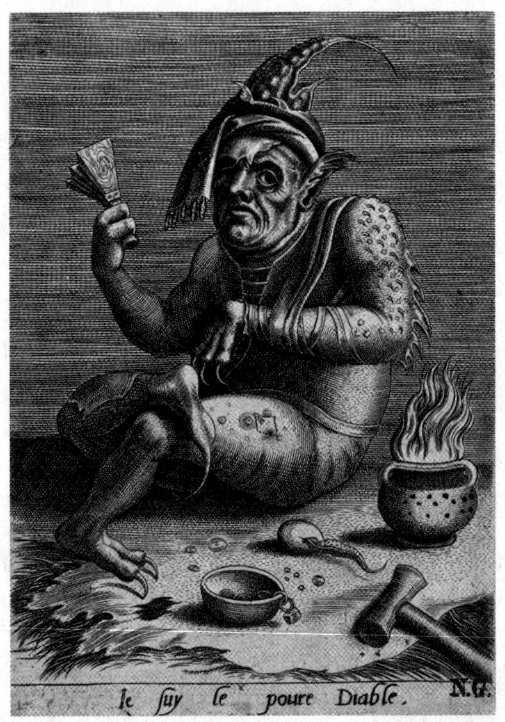

图 4–1 手持发出声响的木片的麻风病人，16 世纪匿名艺术家作品

最终，在近代早期，所有城市都设立了麻风病疗养院和专门疗养院，即便是小城市也不例外。[①]

---

① 关于麻风病参见:《“并非公民，而是外来者”：他者性与麻风病》(Dross, Fritz/ Kinzelbach, Annemarie: „nit mehr alls sein burger, sonder alls ein frembder“. Fremdheit und Aussatz in frühneuzeitlichen Reichsstädten. Medizinhistorisches Journal 46, 2011, S.1 – 23)、《中世纪晚期与近代早期纽伦堡的疗养院与非疗养院的麻风病人护理》(Dross, Fritz: Spitalische und außerspitalische Versorgung von Leprosen im spätmittelalterlichen und frühneuzeitlichen Nürnberg. In: Vanja, Christina/Bruns, Florian/Dross, Fritz/Nolte, Karen: Geschichte der Pflege im Krankenhaus (Historia Hospitalium 30). Berlin: Lit 2017, S. 277 – 286)、《放逐与监禁：论中世纪晚期与近代早期的麻风病人的融入和瓦解》(Dross, Fritz: Aussetzen und Einsperren. Zur Integration und Desintegration von Leprosen in Spätmittelalter und Früher Neuzeit: In: Görgen, Arno/Halling, Thorsten (Hrsg.): „Verortungen“ des Krankenhauses. Stuttgart: Steiner 2014, S. 175 – 190)。

16 世纪初，梅毒也在欧洲传播开来。这种疾病很快就被辨识为一种特殊的传染病，并且需要专门的治愈方法。争议很大的医学院校更倾向于使用愈创木树皮酿制的汁液，但这些树皮必须从新发现的美洲引入。人文主义者胡滕在 1519 年写作了《论愈创木对梅毒的疗效》（*De guaiaci medicina et morbo gallico*）一书。另一种方法是用汞银盐疗法。这是一场可怕的折磨，病人被逼到了致命中毒的边缘——而且通常一定会超出这个限度。梅毒患者不允许进入医护院。因此，在一些大城市里，为了隔离梅毒患者，设立了单独的科室甚至单独的病房。

医护院作为城市的贫民护理机构，隔离设施逐渐得到了补充，包括城门外的麻风病疗养院、在必要情况下城墙内的鼠疫病房，还有专门为梅毒患者提供的隔离和治疗设施。

HYACVM, ET LVES VENEREA.
Grauata morbo ab hocce membra mollia Leuabit ista sorpta coctio arboris.

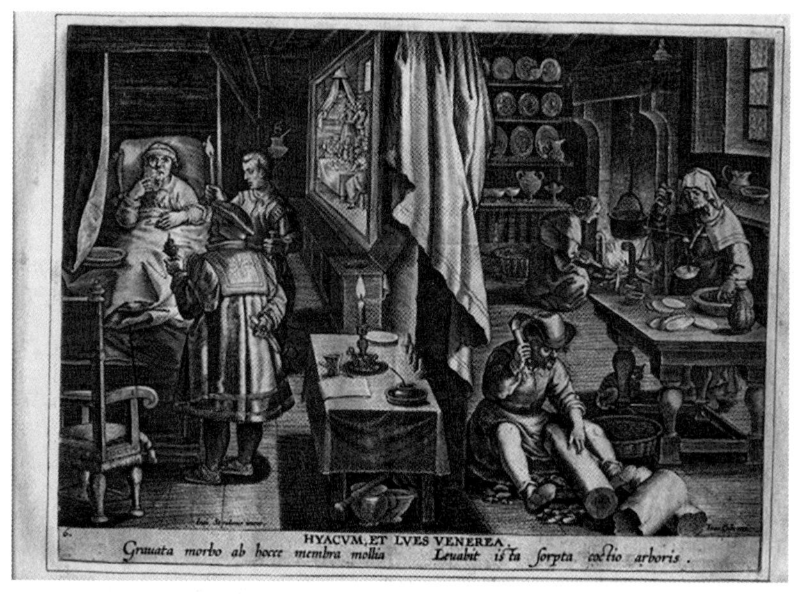

图 4-2 16 世纪末梅毒的治疗，由史特拉丹奴斯（Stradanus）绘制

天花、卫生事业以及强制接种

17世纪末、18世纪初，领土国家在行政管理上发生变革时，医疗卫生监督也有所发展。在开明专制时代，随着弗兰克（Johann Peter Frank）提出“医疗治安”（Medicinische Polizey），公共医疗首次被明确赋予了国家政策目标。这种医疗治安专门针对国家的公共卫生，也就是要针对疾病的公共原因和相应的公共措施。在重商主义或者说官房主义的背景下，权势政治考量的主要目标是增加人口。这种近代国家的公共卫生以“人口政策”的形式出现。人口众多作为对内对外的权势要素是国家利益的基础。同时，弗兰克强调，博爱（Menschenliebe）要求统治者找出有利于战胜疾病以及降低死亡率的要素。①

在人口政策工作中，那些在最广泛意义上与“出生”相关的人员和情况成为焦点。怀孕（尤其包括未婚孕妇）、分娩和产后、婴儿和幼儿都应受到保护。助产士在国家的监察下得到培训、考核和监督，奶妈需要进行筛选。国家还建立起妇产医院，并将助产作为一种医学专业。医疗理念和标准融入了婴幼儿护理之中。

在这种背景下，我们来看一看国家规定的天花疫苗接种。天花当时是一种儿童疾病，15%的感染者会死亡，幸存者们往往留下一辈子的疤痕。歌德、席勒、莫扎特以及贝多芬等人都有天花伤疤。在东亚地区很早就有针对天花的疫苗，将天花脓包注入未感染儿童的鼻内，之后会出现轻度病症。这个人工感染天花的过程被称为人痘接种。这之后，孩子就有了免疫力。在欧洲，詹纳

---

① 参见《全面医疗治安体系》（Frank, Johann Peter: System einer vollständigen medicinischen Polizey. Mannheim, Frankfurt/M, Wien 1779 - 1819, S. 91）。

The Cow-Pock — or — the Wonderful Effects of the New Inoculation! —

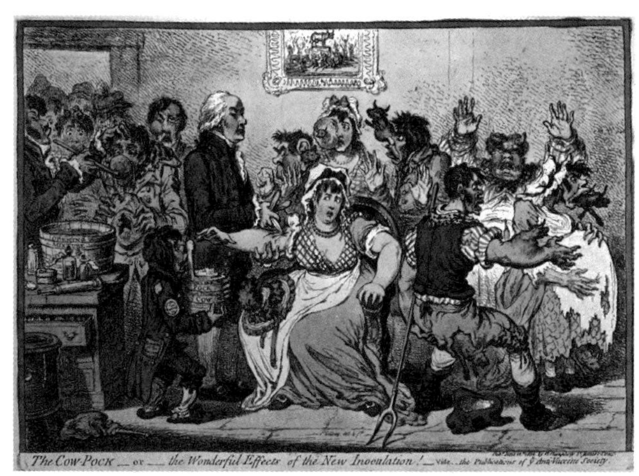

图 4-3　1802 年，一幅关于詹纳的疫苗接种理论在早期备受争议的漫画，展示了使用他从牛痘中提取的天花疫苗潜藏着将人变为牛的危险

（Edward Jenner）注意到，感染了牛痘的人不会得天花。由这一观察发展出来的疫苗和治疗过程被称为牛痘接种（Vakzination），该词源于拉丁文“奶牛”（vacca），成为国际上公认的疫苗接种术语。

国家对防治天花的关注体现在强制接种疫苗上。在 18 世纪末，疫苗接种最初在自愿基础上推广开来，主要是应父母的要求，且与天花流行有关。康德对疫苗接种持批判性的立场。他怀疑接种疫苗可能会对人体造成伤害，因此在道德上是成问题的。[①] 然而，官房主义国家及其医学代表很快认识到，真正的天花感染对患者及其所处环境的危害，远比通过接种疫苗而患病的危险要严

① 参见《康德论天花疫苗接种的“道德风险”：康德对天花疫苗接种的伦理意义的讨论片段》（Kordelas, Lambros/Grond-Ginsbach, Caspar: Kant über die „moralische Waghälsigkeit“ der Pockenimpfung. Einige Fragmente der Auseinandersetzung Kants mit den ethischen Implikationen der Pockenimpfung. NTM Zeitschrift für Geschichte der Wissenschaften, Technik und Medizin 8(1), 2000, S. 22 – 33）。

重得多。19 世纪初，在 1807 年，巴伐利亚制定了第一部关于疫苗接种的法律和法令。根据 1870—1871 年普法战争期间取得的经验以及新的德意志帝国立法所带来的可能性，形成了 1874 年的《帝国疫苗接种法》。该法规定，在德国必须进行天花疫苗接种。

19 世纪的天花疫苗接种对儿童有好处吗？历史和人口学研究提供了这方面的信息：1820 年后，随着天花疫苗的引入，儿童死亡率首先下降，但在随后的几十年里，又逐渐回升，最终变得比之前还高。在工业地区和工业城市，孩子们往往会死于腹泻。[①]这个例子再次告诉我们，疾病和病原体是有生态的。如果不采取进一步的行动来改善整体生活条件，接种疫苗等措施可能对总体发病率和死亡率影响不大。

霍乱与现代的卫生基础设施

伴随着绝对主义 - 重商主义思想，即国民（Staatsvolk）在经济和军事上的重要性以及地产经济开发，医学统计学也得到了发展，如配第（William Petty）和格朗特（John Graunt）。只有在这样的思考中，预防天花的想法才能引起公众的共鸣。在法国大革命中，健康成为一项公民权利。因此，国民作为主权者本身成为公共卫生的对象。除了单纯的人口数量要素，当时还考虑到了对人口的差异化定性评估，比如通过教育水平、劳动力等进行分类，统计的方法精炼成了一种“社会物理学”（凯特勒，Adolphe

① 参见《17—19 世纪德国的预期寿命》（Imhof, Arthur E.: Lebenserwartungen in Deutschland vom 17. bis 19. Jahrhundert. Weinheim: VCH 1990）。

Quetelet）。人的价值用钱或等价物进行计算。这种发展与新的科学成果的呈现方式相辅相成，使观察者绝对信服。人口统计表，尤其是曲线图就属于这种新的科学呈现方式。到 19 世纪末，曲线图发展为人口统计学和医学的表现形式，它能够以十分明显的方式向观察者展示时间的进程、现象的升降和趋势。[①]

随着工业化的开始，以健康的“公共价值”（施泰因，Lorenz von Stein）为基础的全面卫生保障制度应运而生。以科学为导向的现代医疗卫生科学通过一种生物学的因果链表达了人的一种整体卫生学。与此同时，迅速发展的工业城市成为潜在的，或者用当时的说法是发酵的——瘴气般的疾病滋生中心。维列尔梅（Louis René Villermé）和法尔（William Farr）首次开展了针对发病率的研究。

1830 年首次传入欧洲的霍乱在 19 世纪的大流行，加速了这个已在进行中的发展过程。德国环境卫生学的主要代表人物是德国第一任卫生学教授佩滕科弗（Max Pettenkofer），他的论述（其主题和方法的广度几乎难以把握）主要也受到 19 世纪 50 年代霍乱大流行的推动。作为医学中越来越广泛的自然科学方向的代表人物，佩滕科弗主要运用化学和生理学，还使用技术和统计学的方法来研究影响人们健康和生活的整体情况：食品、衣物、取暖、通风、采光条件、土壤条件、学校和医院的卫生、集体住宿和集体供餐、企业卫生、水和下水道、城市卫生等情况都要被调查。

---

① 此外参见《想象的共同体：人口的统计图景》（Siehe u.a. Nikolow, Sybilla: Imaginäre Gemeinschaften. Statistische Bilder der Bevölkerung. In: Martina Heßler (Hrsg.): Konstruierte Sichtbarkeiten. Wissenschafts- und Technikbilder seit der Frühen Neuzeit. München: Fink 2006, S. 263 - 278）。

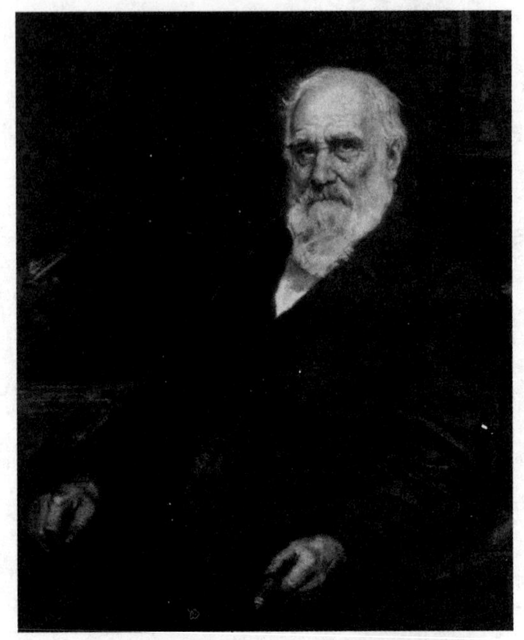

图 4-4　德国卫生学家、化学家佩滕科弗

佩滕科弗在地下水和土壤中看到了引发霍乱的原因。在适宜的土壤和气候条件下，与“传染病元素”的相互作用，可能会产生一种霍乱毒物，从而引发疾病。相竞争的理论很早就主张，霍乱是由细菌引起的。然而，它未能得到普遍认可，因为尽管意大利人帕西尼（Filippo Pacini）在 1854 年分离出了致病的病原体“霍乱弧菌”，但直到 1884 年罗伯特 · 科赫（Robert Koch）再次描述了该病原体，才证明了它与霍乱之间的联系。然而在此之后，佩滕科弗仍然坚持认为，病菌的环境条件以及人的环境条件也是决定性因素——不仅是病菌本身，而是病菌与环境及人体质中的许多因素的相互作用造成了疾病。

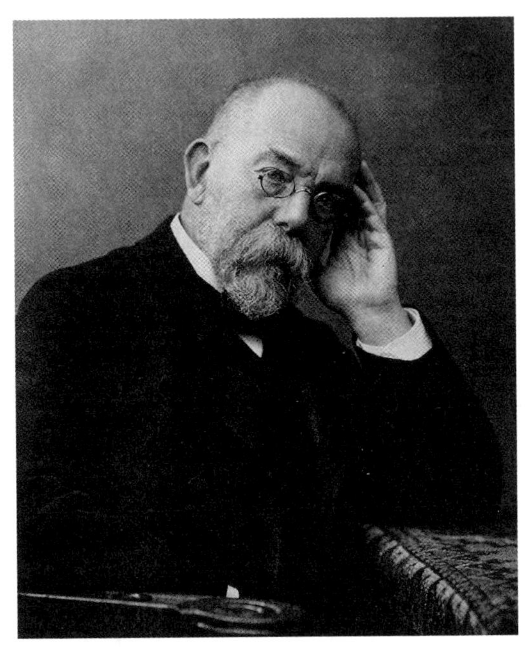

图 4-5 德国医师兼微生物学家、细菌学始祖之一罗伯特·科赫，摄于 1900 年左右

佩滕科弗的实验卫生方法，再加上大城市和新工业地区有着采取措施的压力，二者共同促成了现代卫生技术。主要的推动力是工业城市和工业地区的困境。负责任的行政人员和政治家需要明确且可执行的建议。于是，从个别城市开始，在政治与科学、行政与技术之间逐渐形成了热烈的交流。1869 年，下莱茵公共卫生保健协会（Niederrheinische Verein für Öffentliche Gesundheitspflege）成立。不久，45 个城市和一些乡镇也加入其中。该协会几乎涉及所有的卫生学问题，甚至对立法有着决定性的影响。其特点是不同职业间的合作：市长、医生、科学家和技术人员协同工作。1873 年，德国公共卫生协会成立。由于对城市卫生基础设施的预防性投资之巨在当时是史无前例的，包括供水

和废水处理、住房、食品供应、道路建设、企业卫生、屠宰场、市场、垃圾处理等，这种预防性卫生保障便成了一个特定的政治、经济和行政领域。在后来主要针对人们行为举止的特定群体卫生保障时代，不同领域的专家在相应的区域性和跨区域性协会中的紧密合作得到了延续。

病原体的发现

霍乱等严重的流行病有可能导致公共卫生状况的改善。同样是在流行病肆虐时期，也有许多新方法、新知识、新技术在医学领域中被发现和发展。佩滕科弗曾说道："霍乱常被称为医疗之师。这句话对卫生学而言比对其他任何医学分支都更适用。"[①] 其中一些发现应该在此提及，因为它们对当前的情况也很有意义。

在早期的霍乱时代，人们认为霍乱是通过瘴气、毒气传播的。马尔克斯（Gabriel García Márquez）在他的《霍乱时期的爱情》（*Liebe in Zeiten der Cholera*）一书中为这种观点树立了一座文学纪念碑。遭污染的空气应当通过大火、大炮射击（当然是不装炮弹的），沿着城市交通要道被驱散出城市。在 19 世纪 50 年代的第二次霍乱大流行期间，伦敦医生斯诺（John Snow）发现，霍乱不是通过瘴气传播，而是通过饮用水传播。1854 年，他发现霍乱在一个公共水泵附近急剧增加，这就是后来著名的宽街霍乱事件。

① 参见《有关排水和运输的报告》（Pettenkofer, Max von: Vorträge über Kanalisation und Abfuhr. München: Finsterlin 1876, Kap. X, S. 82）。

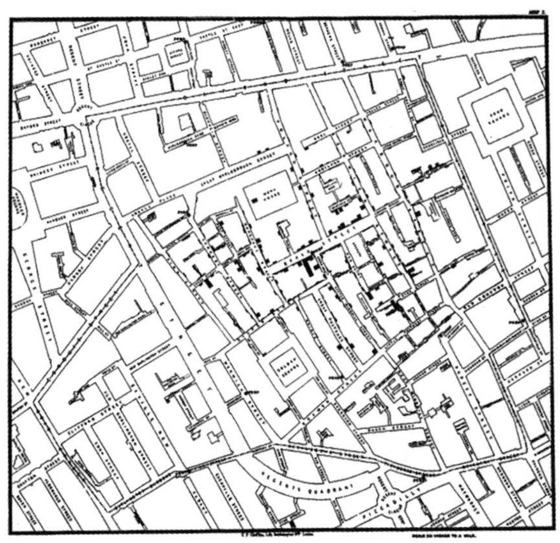

图 4-6　斯诺绘制的疾病传播分布图，摘自斯诺著《论霍乱的传染方式》（*On the Mode of Communication of Cholera*, 2nd ed., London: Churchill 1855）

在拆除水泵摇臂之后，患病数量下降了。对斯诺来说，这证明了他的假设是正确的。常常有种推断认为，他早于科赫 30 多年就发现了霍乱的病因。但斯诺的结论是一种较好些的“仙鹤流行病学”（Storchen-Epidemiologie）的形式。正如谚语所说：因为仙鹤少了，所以孩子也少了。斯诺论证中缺失的环节是对具体病原体的认识。哈塞尔（Arthur Hill Hassall）作为斯诺的同事，进一步对饮用水进行了检查。考虑到当时的微生物学状况，他是否真的看到了霍乱病原体，仍然是有疑问的。然而，斯诺促进了在未知领域中寻找疑似病因的标准程序，即“病例—控制—研究”这一程序的发展，它至今仍是回溯或预测事件可能原因的黄金标准。但是，在研究过程中，必须对想要找出其病因的物质或事件进行详细研究，以确定其因果关系。

这种明确确定病原体为唯一病因的方法，由科赫首先从处理炭疽病和伤口感染的方法发展出来，又通过肺结核得到检验。1882 年 3 月 24 日，他在柏林生理学会的大人物们面前做了一次意义重大的报告。这个由亨勒（Jakob Henle）、科赫和勒夫勒（Friedrich Loeffler）表述的法则总结起来有三个步骤：一、分离出一种疾病每次病发时出现的病原体；二、这种病原体不出现在其他疾病中；三、从躯体分离出来后，通过纯培养法再次制造这种疾病。如果这些步骤成功了，那么这种病原体一定就是病因。通过这种方法上的突破，人们几乎找到了所有已知传染病的病原体，并通过这些认识得出了相应的措施：在公共领域，要针对特定的病原体、可能的中间宿主和传播情况采取特定的措施；在治疗方面，则需要进行被动和主动免疫，或靶向治疗。

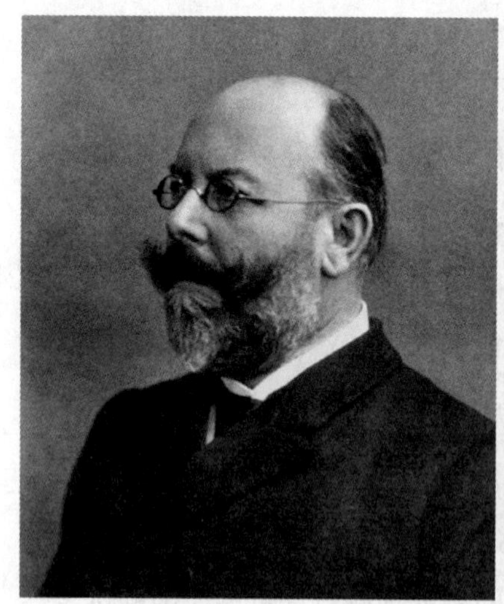
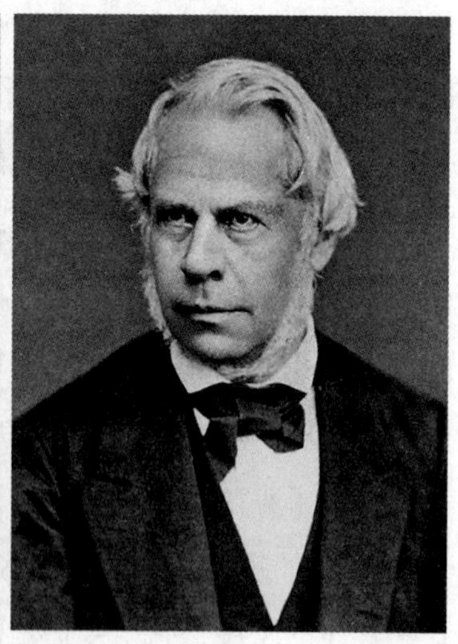

图 4-7　德国著名的细菌学家勒夫勒（左）和德国医生、病理学家和解剖学家亨勒（右），他们都是现代医学发展中的重要人物

佩滕科弗与科赫

如果把 19 世纪公共卫生措施的两种科学理论——环境卫生学与细菌学进行比较，则可以想象，佩滕科弗与科赫是天生的对手。这并不仅仅是由于年龄、性格或出身（巴伐利亚人和普鲁士人）的差异，但这些差异也绝不应该被低估。

决定性的因素是视角。佩滕科弗总是以整个疫情为出发点。他对病情及由此产生的公共领域的干预措施有着广阔的视野。从今天的角度，我们可以说，佩滕科弗把疫情理解为一个综合的过程，通过对整个领域的净化，对疫情进行横向干预；他把具体的病原体看作必要的，但不是唯一的原因。

科赫则总是从病菌的特异性，从实验室、试管和显微镜出发。他在临床领域的层面看待疾病；在针对流行病的公共干预措施的层面上，他仅仅从细菌病原体的隔离和破坏，或阻断传染链这一角度看待它。今天我们会说，科赫总是对疫情进行垂直干预，他并不关注环境条件。

这种争论引发了著名的医学史逸事。在 1892 年臭名昭著的汉堡霍乱流行期间，科赫宣称霍乱弧菌及其通过饮用水的传播是唯一原因。随后发生了一再被提及的著名的佩滕科弗及其学生艾默瑞奇（Rudolf Emmerich）的自我实验。1892 年 10 月，两人先后吞服了科赫实验室送来的霍乱弧菌溶液。如果是细菌引起的霍乱，他们就会生病；如果是其他情况，则不会生病。佩滕科弗病症很轻，艾默瑞奇则差点就死了。佩滕科弗发表了一份详细的自我实验报告，他在其中得出的结论是，仅仅摄入霍乱病原体本身并不会使人生病，关键取决于环境条件。因此，防御措施便值得商榷。在佩滕科弗看来，防御措施不仅在于供水的安全，还要改变当地条件，让流行病根本无法产生。佩滕科弗挖苦地总结道："我也想做个传染病理论的支持者，这种观点太简单了，省去了一切进一步的思考。"

霍乱与国际卫生事业

第一次霍乱大流行（1817—1824）通过陆路到达欧洲——霍乱在今天的印度仍然是地方性疾病，但它并没有跨越大西洋。第二次霍乱大流行（1826—1841）成功地克服了这一障碍，传到了北美洲。第三次霍乱大流行（1852—1860），由于克里米亚战争的影响，尽管先在欧洲肆虐，但再次传到了北美洲和南美洲，其原因在于国际航运。在工业化和早期帝国主义进程中，国际航运的数量大大增加。第四次霍乱大流行（1863—1876）经欧洲传到北美洲和南美洲。第五次霍乱大流行（1883—1896）造成了汉堡的霍乱疫情，这是德国最后一次霍乱流行，造成 8600 人丧生。可能有已感染的移民乘坐两艘船从汉堡出发——尽管当时的港口医生已经有充分的理由产生怀疑，但这两艘被感染的船都抵达了纽约。疫情可能从那里进一步蔓延。为了切断这种传染途径，1892 年在埃利斯岛设立了检疫中转站，该站今天仍向公众开放参观。[①] 它也表明，为了保护当地人，抵达者当时蒙受了何等损失。病人被遣回，孩子与父母分离。在民间说法中，该岛很快就被

① 参见《埃利斯岛百科》（Moreno, Barry: Encyclopedia of Ellis Island. Westport/CT: Greenwood 2004）。

称为“眼泪之岛”。抵达的旅客下船后，只能通过一个楼梯进行登记。官员们在台阶上检查他们的身体姿态，之后是其他健康情况。嫌疑人的背上被用粉笔画上记号，必须在岛上进行较长时间的观察和隔离。在美国，和这些卫生政策措施混合在一起的是根本性的担忧，即移民不仅会带来疾病，还会带来犯罪、恶习、不稳定和贫困。因此，传染病和道德观点在公共舆论中被紧密联系起来。

由于流行病定期反复出现，所以很早就召开了区域性的，之后是国际性的卫生会议，例如：

- 1839 年 君士坦丁堡高级卫生会议（奥斯曼帝国和西欧国家参与）
- 1843 年 埃及海洋公共卫生与检疫会议
- 1851 年 巴黎第一次国际卫生会议（12 个欧洲国家参与；针对霍乱、鼠疫、黄热病）；随后于 1866、1874、1881、1885、1892、1893、1894、1897、1897、1903 年在不同地方举行了国际会议
- 1903 年 制定第一版《国际卫生公约》
- 1908 年 国际公共卫生局（OIHP）成立，负责检疫和国际流行病监测（针对霍乱、鼠疫、黄热病、天花、斑疹伤寒等）
- 1912 年 制定新的《国际卫生公约》（取代 1903 年公约）

1920 年，国际联盟成立了不定期的流行病委员会，1923 年

设立了卫生科和咨询团队。到了 1926 年，1912 年的《国际卫生公约》被取代。1948 年，世界卫生组织终于成立。

鉴于国际海上交通的关键地位，为此设立了相应的办事处，以监测疫情，并在必要时传递相关信息，尤其是执行可能需要的隔离措施。霍乱最初是人们关注的焦点，但在 19 世纪末、20 世纪初的瘟疫大流行暴发后，鼠疫也随之出现，然后是黄热病。后者曾数次使 19 世纪末的巴拿马运河建设陷入停顿。

霍乱的跨洲传播（顺便说一句，估算大流行的方式并不相同）明显与交通的增多有关，在大陆上主要是部队的调动，跨大陆情况则与航运有关。货物、军队、移民和朝圣者的国际流动已具有了新的规模。显然，随着公路、铁路，特别是航运等国际运输形式的不断发展，需要一种国际层面的卫生保障。如今，空中交通是“新发疾病”能够快速传播的主要原因。这一点，我们之后还将论及。

关注饮用水质量

科赫学派和佩滕科弗学派之间的最后一次全德国范围内的重大争论发生在 1901 年盖尔森基兴的伤寒流行之后。这次流行病造成约 3300 人染病，约 500 人死亡。由于夏季天气干燥，用水量大，特别是工业用水量大，当地水厂负责人干脆在鲁尔河铺设了一条支线，将未经净化的水送入管道系统。科赫作为专家应召而来。他很快就注意到了这一点，相关责任人也对此进行了说明。所以很快就查出了病因，并停止了上述做法。

值得注意的是 1904 年的法庭审判，科赫以及佩滕科弗的学生和传人艾默瑞奇担任鉴定专家。按照细菌学家的观点，被伤寒菌（在实验室经过多次实验后首次得到证明）污染的饮用水是病因。环境卫生学家则认为，完全被污染、被忽视区域的卫生因素才是原因。当发现支线已经持续连接了一年以上，因此送入的 1/3 以上的饮用水没有经过预处理，且没有造成任何流行病时，这场审判具有了特别的趣味。法官们发现自己在两种相互矛盾的理论之间无法做出判决，这真是所罗门王式的观望。

然而，此案的后续结果是，自来水被提升到了食品的地位，从而受到了最严格的监督。所以，德国的饮用水至今仍当作食品处理，受到严格监控。

“伤寒玛丽”

更值得关注的是这种伤寒传染病的流行病卫生后果。在疫情发生后，科赫成功地引起了人们对战略问题的重视。它类似于德国军队与“宿敌”法国作战时面对的基础卫生问题，只不过不再是 1870—1871 年的天花，而是伤寒。在 1904—1905 年的一次大规模的流行病卫生实地行动中，整个德国西南部地区的伤寒病患者都遭到搜查并得到了治疗。其中一个重要的附带结果表明，有一个主要传染来源是那些表面上健康却长期释放伤寒病菌的人。这意味着科赫的方程“如果有 X= 病菌，那么总是有 Z= 特定的传染病”在临床上和流行病学上都是不够的。因此，需要进一步采取措施：对病菌携带者进行持续的健康教育，并由新成立的医学调查部门进行长期监督。

玛丽·马伦（Mary Mallon）的悲情故事提供了这样一个例子。她是一个所谓的“健康的病菌携带者”“持续带菌者”，或者用今天的话说是“隐形传播者”“超级传播者”。作为一名厨师和管家，玛丽在1900—1907年感染了无数人，其中一些人因此去世。1907年，友好的玛丽被认定是伤寒病传播者。她在医院里被隔离了三年，出院后被下令不得再从事食品工作。然而，1915年她又回到相关的工作岗位，在医院做厨师，感染了25人。玛丽被送进了终身隔离病房，但后来被允许在一间实验室工作。她以“伤寒玛丽”而闻名。至今，在涉及人的权利和公共卫生保障的干预权力时，如何对待“伤寒玛丽”这类人仍有分歧。[①]

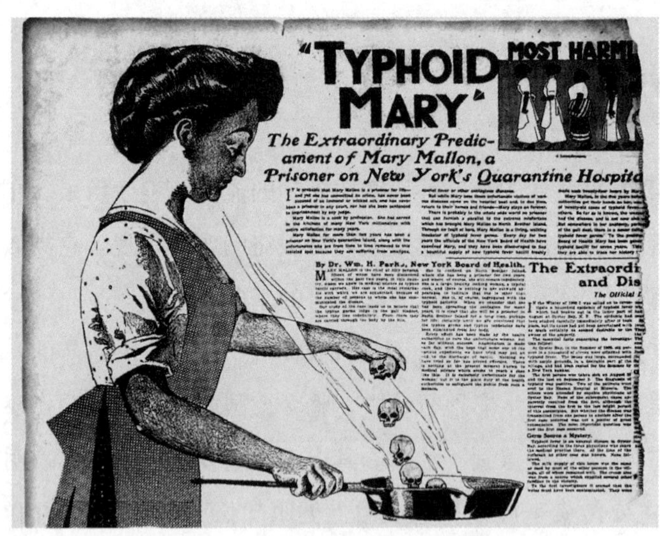

"TYPHOID MARY"

MOST HARM

The Extraordinary Predicament of Mary Mallon, a Prisoner on New York's Quarantine Hospita

By Dr. Wm. H. Park, New York Board of Health.

The Extraordi
and Dis

图 4-8 “伤寒玛丽”当时的海报

① 参见《伤寒玛丽：公共卫生的囚徒》（Leavitt, Judith Walzer: Typhoid Mary: Captive to the Public's Health. Boston: Beacon Press 1996）。

儿童死亡率与卫生行为的改善

人们在认识到细菌之前，它们在哪里？它们当时并不存在！对最小生命体的研究始于 17 世纪的胡克（Robert Hooke）和列文虎克（Antoni van Leeuwenhoek），基本方法是在 19 世纪才由巴斯德（Louis Pasteur）发展起来的。然而，细菌并没有出现在人们当时的日常生活中，它们在生活中并没有真正的作用——也就是说，它们并不存在。人们要在几十年后才会与这些新室友或者说客人相处。即使是许多医生，最初也无法认同，是微小的、看不见的生物引起了当时那些致命的传染病。

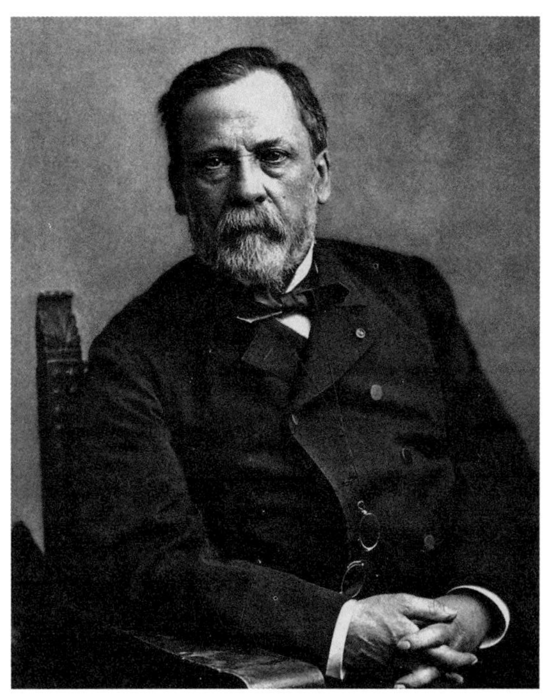

图 4-9　法国微生物学家、化学家，微生物学的奠基人之一的巴斯德

如今，随着实验卫生学、卫生基础设施和相应服务管理的进步，公共卫生危险的景象似乎变得清晰起来。首先，流行性的急性传染病至少在一定程度上可以通过横向的、对各种危险均有效的卫生方式加以控制。随后是地方性传染病，主要是伤寒和腹泻。地方性腹泻病是19世纪到20世纪初婴儿高死亡率的主要原因。流行病（Epidemie）与地方性疾病（Endemie）的区别在于，前者伴随着新发病例的突然增加，而后者则伴随着持续性的但并不过高的疾病水平。两者都是局部性的，而大流行病的特点是在全球范围内发生。

以微生物学为关联学科的新的细菌学，使人们能够通过有针对性的、近乎外科手术式的纵向卫生干预，对相应的病原体或健康的病菌携带者进行卫生处理。然而在德国，契机绝不是婴儿死亡率高或结核病——科赫已经发现了导致结核病的病原体，但还没有制定出任何针对结核病的公共干预措施。细菌学的公共作用在于，帮助找到了许多可以具体地、纵向地进行干预的措施。然而，治疗成效仍需要等上数十年时间才能被证实。实用医学在传染病的下降中只起到了很小的作用。按照年龄、社会地位和性别等因素划分出的特殊危险群体在这两个学科中只是次要的焦点。

当婴儿和儿童及其死亡率成为公共卫生的焦点时，这种情况发生了变化，最终导致了一种新型的公共干预。1900年前后，人口统计学家确信，19世纪最后几十年以来，人口出生率一直在下降。在法国，很早就结合人口老龄化的警告信号开始讨论提高出生率的必要性，而除此以外，婴儿死亡率也引起了西方工业化国家的公众关注。归根结底，问题是：如何让妈妈们将有关婴儿护理和抚育孩子的新科学知识付诸应用？人们很快发现，母乳喂养和牛奶供应可能是确保儿童存活下来的关键。纽约的洛克菲勒研究所（Rockefeller Institute）等慈善机构赞助了对牛乳消毒的研究，并在全球范围内开展了母乳喂养运动。此外，孩子们生活和上学的环境也需要改善。由此，食品和住房被确定为健康风险，现在要通过卫生学加以改善。这样，在 19、20 世纪之交，社会卫生学发展起来。它把注意力集中在社会中某些群体的疾病及其特殊的、明显致病的生活条件上。卫生保健作为一种社会卫生学的实践，主要针对两个不同的群体：一方面是由于年龄、社会地位或职业等而受到特定健康危害的人，特别是母亲和孩子；另一方面是那些由于（常见）疾病而危及自己和同胞的人，如肺结核患者、性病患者、酗酒者、精神病患者等。因此，社会卫生学的干预领域是将慢性 - 地方性传染病作为准消费性健康风险，将孕期以及育儿的整个领域作为准投资性健康风险。

除此之外，还出现了相关的体质卫生学。其假设是，运动和呼吸新鲜空气能改善儿童、青少年和成年人的健康。德国足球协会的第一任主席、颇有争议的医生胡普（Ferdinand Hueppe）将锻炼身体作为一种强身健体、预防疾病的方式进行宣传。同时，他也是种族卫生学的代表人物之一。种族卫生学主张，疾病的发生有遗传方面的素质敏感性。根据遗传性逻辑，种族卫生学家希望鼓励具有所谓有利基因的人生育，将具有所谓不利基因的人排除在生育之外——通过教育，呼吁他们对后代负责，必要时还可以通过强制和绝育的方式。在德国，这种思想随着 1933 年国家社会主义的《预防遗传病法》成为现实，在“二战”之后以所谓改良优生学的变化形式继续存在。按照这种理论，只有健康的父母才能生育。在种族卫生学中，健康的定义变得非常宽泛，并且也包含了社会差异或其概念来源的几种形式。

但是，在20世纪的前三分之一这段时间里，在这些重叠的卫生观念中，细菌处于怎样的位置？正是对牛奶和育婴母亲的关注，使得细菌再次成了焦点。众多的卫生教育活动和展览，旨在教育人们在实际生活中如何控制病原体。这里可以提及两个例子：妈妈们要学会不用布袋装面糊，而是尽可能用无菌的方式来准备婴儿食品。即使是在夏天也要将食物煮熟，但不要用电暖瓶器，而是用烤箱！更好的方式是：母亲应该自己喂奶——母乳喂养的宣传是选举的一种手段。在先进城市，社区护士会探望贫困社区的新生儿母亲，必要时进行指导。只有在孩子被母乳喂养的情况下，才有可能获得食品补充和其他辅助用品——弗雷特（Ute Frevert）将这种策略称为“关爱的围城”。[①] 然而，这种策略并不仅仅止于牛奶和母亲。例如，肺结核病患者会被告知，其唾液中含有细菌，即一种会造成结核病的无形的小生物，所以不要再吐痰。这就是反吐痰宣传！当时的西部电影中仍可看到角色向痰盂里吐痰。这种行为会被人厌恶。向蓝瓶里吐痰先是被广为宣扬，但接着又成了一种标志：这样吐痰的人是肺结核患者。所以，人们不再吐痰了，最多也就吐到手帕里。

早期关于梅毒的教育片直白地呈现了感染的后果，描述的大多是痛苦的检查方法。这些教育片或是解释了瓦瑟曼（August Wassermann）在1906年公布的血清学检测方法，或是提到了洒

---

① 参见《关爱的围城：19世纪与20世纪早期的卫生运动和女性工人》（Frevert, Ute: „Fürsorgliche Belagerung“: Hygienebewegung und Arbeiterfrauen im 19. und frühen 20. Jahrhundert. Geschichte und Gesellschaft: Zeitschrift für historische Sozialwissenschaft 11(4), 1985, S. 420 - 446）。

尔佛散的作用。健康的生活方式被等同于幸福和富足，不健康的生活方式被等同于痛苦、孤独和死亡。其目的是一方面通过威慑手段宣传节欲，另一方面鼓励尽早就诊和治疗。[1]

这些例子应该能说明一件事。现代医学意义上健康的行为方式的流行以及最终被接受，是一个可以延续几代人的文化问题。就“新发疾病”而言，尤其是在出现新病原体的地方，采取新行为很重要。

---

① 参见《魏玛共和国的社会卫生学影片与宣传》(Schmidt, Ulf: Sozialhygienische Filme und Propaganda in der Weimarer Republik. In: Jazbinsek, Dietmar (Hrsg.): Gesundheitskommunikation. Wiesbaden: VS Verlag für Sozialwissenschaften 2000, S. 53 - 82)。

参考文献

《战争与和平下的细菌：1890—1933年德国医学细菌学史》（Berger, Silvia: Bakterien in Krieg und Frieden: Eine Geschichte der medizinischen Bakteriologie in Deutschland, 1890 - 1933. Göttingen: Wallstein 2013）

《迈向世界卫生议题：1921—1946年的国际联盟卫生组织》（Borowy, Iris: Coming to Terms with World Health. The League of Nations Health Organisation 1921 - 1946. Frankfurt/M.: Lang 2009）

《实验室中的疾病：科赫与医学细菌学》（Gradmann, Christoph: Krankheit im Labor. Robert Koch und die medizinische Bakteriologie. Göttingen: Wallstein 2005）

《佩滕科弗：科学卫生学的先驱》（Locher, Wolfgang G.: Max von Pettenkofer - Pionier der wissenschaftlichen Hygiene. Regensburg: Pustet 2018）

《城市化时期城市卫生状况的社会史》（Vögele, Jörg: Sozialgeschichte städtischer Gesundheitsverhältnisse während der Urbanisierung. Berlin: Duncker u. Humblot 2001）

《城市、疾病与死亡：流行病学转变中的城市卫生状况史（18至20世纪初）》（Vögele, Jörg/Woelk, Wolfgang (Hrsg.): Stadt, Krankheit und Tod. Geschichte der städtischen Gesundheitsverhältnisse während der epidemiologischen Transition (vom 18. bis ins frühe 20. Jahrhundert). Berlin: Duncker u. Humblot 2000）

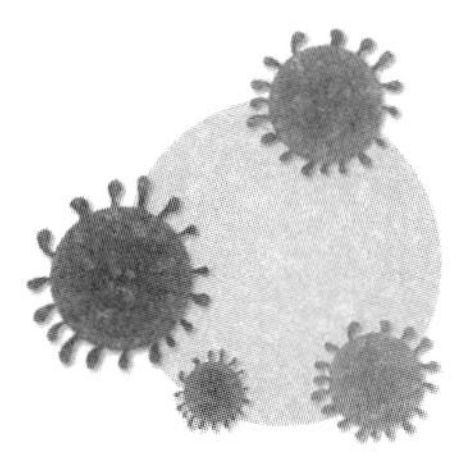

第 5 章

动因－携菌者－宿主

以疟疾为例

流行病和大流行病对私人和公共生活的影响一直是目前讨论的重点。病原体只是被顺带讨论。传染源的本质被低估了。直到几年前，我们还认为传染性疾病得到了控制。但是：原生动物、细菌、病毒或其他病原体，它们是活的生命，其目标是生存，是繁衍。众所周知的事实是，我们被各种各样的微生物包围着，而我们的生命取决于这些微生物（如肠道菌群）的作用。一位著名的微生物学家说，人类的存在，使得那些存在于他体内、体外和周围的微生物得以生存，特别是微生物的数量比人体细胞的数量还要多。

微生物与人之间有着密切的联系：这种联系可以是和平的，甚至是有益的。但是，它也可能有害，并导致严重的慢性病和急性的致命性疾病。因此，应该同等地考虑动因（在这种情况下为病原菌）及其宿主。在某些情况下，病原体不是直接转移到人类身上的，也会出现中间宿主，例如蜗牛、跳蚤或蚊子。这里应举出疟疾这个例子，它可能是人类历史上最重要的“真正的杀手”（见第 2 章）。疟疾曾经可能导致半数的患病者死亡；且如今疟疾仍然是地球上最常见的传染病，根据《2019 年世界疟疾报告》，疟疾仍然影响着全球 2.28 亿人，并造成 40.5 万人死亡。

以下描述的事实甚至没有复述基本的生物学和医学知识，但至少应该会给人留下深刻印象，让人们知道那些致力于研究致命病原体生物学的人，曾经都做过哪些事情。同时它也可能表明，当面对新冠病毒时，一遍又一遍地说“我们还不清楚”是什么意思。虽然我们已经用科学方法研究疟疾 150 年了，但这句话依然适用于疟疾。

疟疾是由疟原虫传播的，疟原虫是一种属于顶复亚门的单细胞生物。顶复亚门这一名称是指裂殖子头部的尖头体，是疟原虫生命周期中的一种特殊形式。通过这个尖头体，裂殖子将自己附着在红细胞的受体分子上，并渗透到中间宿主的血细胞中。在种类繁多的疟原虫中，有 5 种会引起疟疾。在欧洲历史上常见的是会导致 3 ~ 4 天发热的间日疟原虫和三日疟原虫。这种间歇性发热在古希腊医学中被认为是一种独立的疾病。同样著名但危险性更大的是恶性疟原虫，它会导致可怕的热带疟疾。

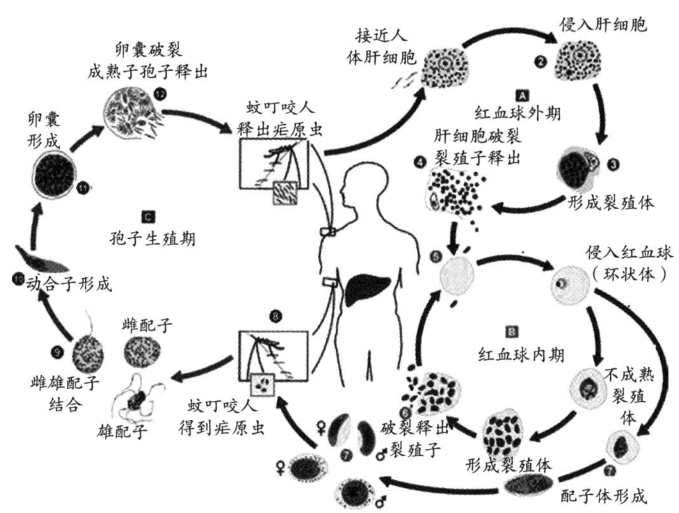

图 5-1　疟原虫生活史

原生动物通过按蚊属（Anopheles，疟蚊）的蚊子传播。昆虫学家和植物学家梅根（Johann Meigen）在 19 世纪初第一次描述了这种蚊属。直到后来，人们才知道这种蚊子是疟原虫的最终宿主（在最终宿主中会进行繁殖），因此也是绝对的疟疾携带者。按蚊属广泛分布在世界各地的许多亚种中，主要分布在热带和亚热带地区，在其他气候条件合适的地区也有广泛分布。为了受精卵的性周期，即孢子生殖，雌蚊依赖血液，特别是血红蛋白和铁。为了繁殖，按蚊属还至少需要合适温度的环境和水，在那里可以持续数月安置受精卵，使它可以通过幼虫阶段，经过几个发育步骤成为成熟的蚊子。

被感染的蚊子会通过叮咬，将子孢子转移到中间宿主。感染后，中间宿主中的疟原虫会经历其无性繁殖周期，即分裂生殖，它们通过血液进入肝脏，在那里作为裂殖子攻击红细胞。休眠子，即所谓的休眠的裂殖子，可以在其他组织中持续存在数年甚至数十年。[①] 在红细胞中，滋养体通过发育阶段成为裂殖体，并释放出特定种类的裂殖子。这些裂殖体冲破红细胞，进入血流并感染其他血细胞：受感染者在此期间剧烈发热。如果是间日疟原虫或三日疟原虫，会出现 48 或 72 小时的固定节律，因此这种症状被称为间歇性发热。

疟原虫的中间宿主都是具有红色血色素的生物。如果被感染的中间宿主遭到尚未感染的疟蚊叮咬，这些蚊子就会被已经成熟的配子体，即疟原虫的雌性和雄性形式感染。疟原虫生命中的性阶段出现在作为最终宿主的蚊子体内。蚊子先通过被感染的人感染了疟原虫，然后再继续感染他人，这对于疟疾的传播具有重要意义：只要有按蚊存在，一个已经感染的人来到一个新的以前没有疟疾的地区，就会成为进一步感染的源头。疟疾的早期临床阶段是非特异性的，尤其是伤寒和疟疾难以根据早期症状进行区分，因此感染者可以在出现典型症状（如间歇性发热）之前传播疟疾。现在可以在显微镜下通过所谓的“厚滴”（dicken Tropfen）轻松诊断出疟疾，这些发现也将留待今后的研究。

疟原虫是地球历史上最古老的生物之一。在顶复亚门中，来

---

① 参见《疟疾研究中的复发之谜》（Franken, Gabriele/Miller, Vanessa/Labisch, Alfons: The Mystery of Relapse in Malaria Research. In: Vögele）、《历史视角中的流行病和全球大流行》（Jörg/Knöll, Stefanie/Noack, Thorsten (Hrsg.): Epidemien und Pandemien in Historischer Perspektive. Epidemics and Pandemics in Historical Perspective. Wiesbaden: Springer VS 2016, S. 369 - 382）及《卵形疟原虫是否会导致疟疾复发？一份批判性文献分析》（Franken, Gabriele: Gibt es Malaria-Rückfälle durch das Plasmodium ovale? Eine kritische Literaturanalyse. Düsseldorf: Univ. Diss. Med. 2016）。

自植物界和动物界的蛋白质结合在了一起。疟原虫最初是从水中产生的，在时而水生、时而陆生的多个阶段，它与其他生命形式进行斗争，并发展出许多变种。在约 12 亿年的历史中，疟原虫已发展出一种主要在细胞中生存的生命形式。与此同时，它们会尽可能地避免宿主的免疫响应。此外，现代分子生物学研究表明，疟原虫离开细胞的保护区时会伪装自身，因此无法被免疫系统识别。

按蚊属的蚊子有 400 多种，其中 70 多种可以传播疟疾。在某个区域和地方，通常只有很少的几种按蚊类型易感疟疾并且可以传播疟疾。这些传播疟疾的蚊子具有截然不同的生活和繁殖习惯。人们先前的假设以不变的、似乎是遗传性的行为作为出发点，但事实恰恰相反，这些亚种相互之间可以占据被防御措施消灭的其他亚种的生态学位置。这些蚊子对疟疾寄生虫的感染敏感性也大不相同。蚊子已经存在了大约 2.4 亿年。

如前所述，疟原虫的中间宿主都是具有血红蛋白的生物，这包括了所有的脊椎动物。人类及其先祖已经存在了大约 600 万年。在某些地区，人们已经适应了疟疾，可以和疟疾共存。在非洲，所谓的“达菲抗原”（Duffy–Antigen）表示该患者易患疟疾。没有这种基因的人面对疟疾时更具遗传优势。这种优势一定已经发展了很长时间：达菲抗原在西非人中很少见。镰状细胞性贫血（一种遗传性血液疾病）也可以预防疟疾。这种异常在疟疾地区很常见。因为那些没有遗传优势的人会面临更大的自然选择压力：他们在孩童时期就会生病，大量死亡，无法参与繁衍。

从对疟疾的所有这些极为简略的观察中，可以得出以下结论：原生动物、细菌、病毒或其他病原体，会利用一切手段进行繁衍；

在引起疾病的生物、中间宿主和宿主之间存在着动态的关系。因此，这并不是一个简单的加法，如同罗伯特·科赫和细菌学初创时的假设："哪里有细菌，哪里有疾病。"产生传染病的过程至少包括两个因素，通常是三个因素：病原体、宿主以及（如果适用）中间宿主。这三个因素绝非恒定不变，而是在不断变化的：变化因素包括病原体的毒力、中间宿主的免疫状态和宿主的易感性。此外，还有其他因素，例如生态、温度、人口密度等。因此，我们正在处理一个函数，这个函数中的元素本身具备极其不同的数量级，也可在其中继续添加其他完全匹配或部分适用的元素。

这些复杂的相互关系，最终遵循着自然规律，也遵循着病原体、中间宿主和宿主的生物学原理。特别要注意，在"新发传染病"中它们也是适用的。

与永恒陪伴者的斗争

人类同灵长类动物及其祖先一样，一直在和疟疾斗争。这当然适用于经典的间歇性疟疾形式，即间日疟和三日疟。热带疟疾则是一种相对较年轻的疾病，可能与人们在距今约 1 万年前开始定居生活有关。

疟疾的传播基本上取决于生态和生物条件。原则上，任何满足以下条件的地方都可能发生疟疾：

- 气温连续数月保持在 15 ～ 17 摄氏度；
- 存在按蚊属的蚊子；

- 有足够数量的被疟原虫感染的人或蚊子迁入本地。

从这一点可以看出，疟疾作为人类的长期陪伴者，已经传播到了世界各地的温带地区。只有沙漠和北部、南部的寒冷地区得以幸免，在那里蚊子无法繁衍。河流的改道、沼泽的排涝，以及污水处理系统的扩建，使得德国的疟疾直至19世纪末才逐渐消失，只在少数地方仍然流行。但是，在“二战”之后，它又以本地和输入的形式再次出现在被摧毁的城市中。[①] 疟疾在英国、瑞典南部和挪威也很普遍，在荷兰当地一直流行到20世纪60年代。

疟疾在生物学和人类历史上都留下了深远的痕迹。人类的历史在很多方面可以被描述为疟疾史。从古埃及文学和木乃伊的DNA痕迹中就可以看到疟疾。发热和间歇性发热在希波克拉底的著作中扮演着重要的角色。沼泽和发热经常被联系在一起。在插画中，古代医生触探检查患者的脾脏，因为患有慢性疟疾时，脾脏会增大。疟疾在古代就已经传播到了小亚细亚，并导致著名的古希腊沿海城市人口减少。在公元前很久，疟疾就从南方转移到了意大利。西罗马的日耳曼征服者由于疟疾而走向灭亡。德国国王和皇帝都避免在夏天去意大利。

疟疾（malaria）可拆分为“mala aria”（坏的空气），这个名字是1709年由托蒂（Francesco Torti）提出的，表明了他那个时代的想法：夏末的恶劣空气导致了可怕的“夏秋发热”。美国的疟疾很可能是通过奴隶贸易传入的。感染了疟疾的殖民开拓者深

① 参见《德国中部地区的原生疟疾》（Dalitz, Margot Kathrin: Autochthone Malaria im mittel-deutschen Raum. Univ. Diss. Med. Halle-Wittenberg 2005），见 https://sundoc.bibliothek.uni-halle. de/diss-online/05/05H123/（访问日期：2020年4月17日）。

入密西西比河上游，最初他们看到肥沃的河谷草地非常高兴，却很快受到了疟疾的侵袭。[①]

治疗方法曾经一直都不成功。自 17 世纪以来，中国树皮（Chinarinde，即金鸡纳树皮，其实与中国无关，而是来自中美洲和南美洲原产的金鸡纳树）已被用作药物。其奎宁成分于 1820 年被分离出来。据说，在印度的英国殖民军被要求服用奎宁来预防疟疾，他们将这种极度苦味的物质与杜松子酒混合，使之能够下咽，由此还出现了杜松子酒的滋补品。20 世纪初，意大

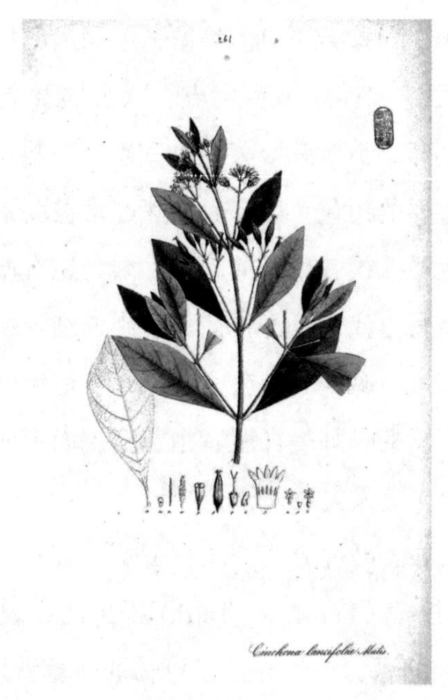

图 5-2　金鸡纳树，由植物学家埃森贝克（T. F. Nees von Esenbeck）绘制

① 参见《密西西比河上游谷地的疟疾，1760—1900 年》（Ackerknecht, Erwin H.: Malaria in the Upper Mississippi Valley. 1760 - 1900. Baltimore, Johns Hopkins UP 1945）。

利的孩子们会食用包裹着巧克力的奎宁。1934 年染料行业企业拜耳（Bayer）推出了更有效的氯喹（Chloroquin，即磷酸氯喹，Resochin）。拜耳于 2019 年停止了该产品在欧洲的销售，但自从在媒体上以及拜耳公司内部展开讨论，提出氯喹也可以帮助对抗新冠肺炎，这种有效成分再次受到了强烈关注。①

1880 年，拉韦朗（Alphonse Laveran）发现疟原虫是疟疾的来源，由此打开了一条对抗这种瘟疫的可理解的方法路径。首次区域性田野实验表明了如何在科学驱动的同时，利用文化依赖来应对大规模疾病。实验卫生学及其广泛开展的横向卫生清洁策略，提倡在各处打造干净的环境，这也是当时国际上流行的健康科学方法。细菌学必须逐渐建立自己的地位。在这种背景下，个人的发现和所采取的对策似乎是谨慎地摸索尝试，而这些尝试很大程度上由当时的认识所决定。更加复杂的是，根据我们目前的知识，疟疾的多层传播途径不仅需要医学方面的知识，还需要昆虫学、生态学以及许多其他专业的知识来应对。即使是我们今天的知识也还不足以使这种疾病消失。

即使假设新的研究结果立即获得了普遍认可，也会出现以下问题：对疟疾“纯生物学”的自然科学解释，以及由此产生却无法用“纯粹的自然科学”解释的干预措施，这两者之间是否存在关系？文化因素以及当时的医学自然科学架构是否会影响对疟疾起因的解释及其衍生的公共干预措施？

---

① https://www.magazin.bayer.de/de/corona-virus-ein-wirkstoff-von-bayerkoennte-helfen.aspx（访问日期：2020 年 4 月 18 日）。

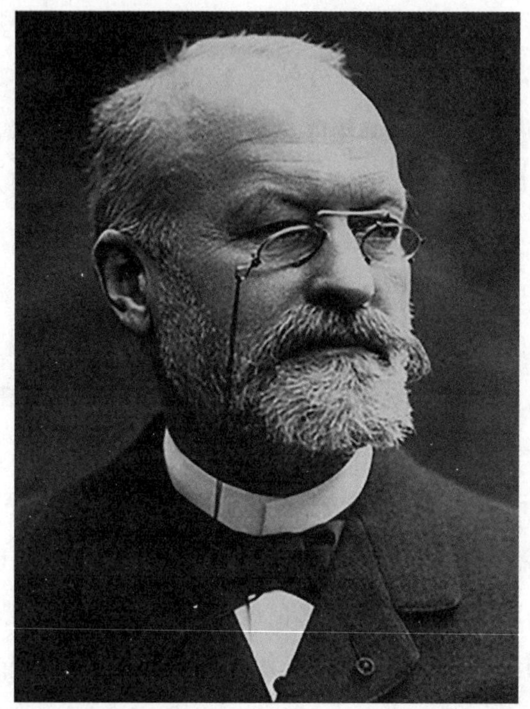

图 5-3　拉韦朗发现疟疾是由一种原生动物（疟原虫）造成的，这是人类首次发现原生动物具有造成疾病的能力。拉韦朗于 1907 年获得诺贝尔医学奖

在疟疾的历史中，20 世纪初实施的一系列针对疟疾的可能的公共干预措施，完全可以作为证明这一事实的典型。措施分为以下几类：

- 英美模式，由罗纳德·罗斯（Ronald Ross）和戈加斯（William Crawford Gorgas）开创。这是一项详细的卫生清洁计划，旨在消灭作为必要携菌者的蚊子（更确切地说，是消灭处于水生阶段的幼虫）。

- 德国模式，由罗伯特·科赫开创，仅被法国军队采用。这是一项有针对性的长期检查计划，并对受感染者进行奎宁治疗，旨在打破以人类作为病原体库的感染链。
- 意大利–地中海模式，由塞利（Angelo Celli）开创。这是最终以社会政治为导向的“津贴”计划，旨在通过对该地区进行全面的卫生改造和同等全面的居民社会卫生护理，优化其物质生活条件，以此来长期改善疟疾地区的自然和社会整体状况。

这三种模式都具有典型缺陷。

作为针对所有的蚊子，或至少针对所有按蚊属的全面干预，英美模式极其昂贵。这里显然存在着经济或军事战略利益，例如 20 世纪初巴拿马运河完工所付出的高昂代价。

德国模式在实践中保留了现代医疗保健的一个基本要求：货物和人员的自由流动。然而要打破人类携带的病原体链，就需要对干预区域进行广泛的观察，并对其中整个人群，或至少是那些被感染者，进行持续的控制和奎宁治疗。此外，疟原虫携带者也不能被允许进入该区域。这就是为什么科赫在德属东非和新几内亚的干预研究取得初步成功后又失败了。

最后，意大利–地中海模式是基于某种特定的社会政治基本立场的，除了直接的医疗措施外，还需要对社会结构、基础设施、生活环境以及相应的历史情况进行深入干预。

因此，这三种模式都需要有相当大的前提条件保障，从而限制了它们的普遍适用性。

在世纪之交出现了这三种模式之后，接下来是进行所谓的“物种清洁”（Spezies-Assanierung），采用“抗击疟疾的自然方法”。20世纪初人们证实，并非所有蚊子都传播疟疾，也并非所有的按蚊属都传播疟疾。此后，物种清洁的方法简化了对疟疾携带者的搜索工作，同时建立了使用自然方法抗击疟疾的概念：要在传播疟疾的特定种类蚊子最容易受到攻击的生物学阶段，主要是针对其特别的繁殖行为进行攻击。在当时的荷兰属印度，物种清洁已发展为定期巡查干预。自20世纪30年代以来，物种清洁模式已在全球范围内使用，成为标准的疟疾控制方法，直到根除计划出现，即尝试彻底消灭蚊子。①

在20世纪30年代主要作为驱虫剂使用的药剂是被（重新）发现的杀虫剂双对氯苯基三氯乙烷，即滴滴涕（DDT）。它在20世纪40年代在全球范围内进行了测试，长期以来一直被证明是一种有效的、高毒性的杀虫剂。表面上看，它对于人类的影响似乎微不足道。20世纪50年代，在非洲开展了第一个试点项目，通过在室内喷洒滴滴涕来抗击疟疾，如有必要也会在马厩内喷洒。从此以后，抗疟计划开始逐渐集中在使用廉价、有效和貌似没有较大副作用的滴滴涕来减少被证明是疟原虫媒介的按蚊属蚊子上。根据谨慎的流行病学预测，世界卫生组织在20世纪50年代中期发起了一项全球根除计划。

在意大利和希腊取得初步成功之后，尽管开支巨大，但世界

---

① 参见《荷兰东印度群岛上疟疾的物种卫生（1913—1942）——应用医学史的一个例子？》（Imam, Irawan/Labisch, Alfons: Species Sanitation of Malaria in the Netherlands East Indies（1913 - 1942） - an example of applied medical history? Medizinhistorisches Journal 41, 2006, S. 291 - 313）。

卫生组织在20世纪60年代末期已经清楚，该计划作为一项主要计划失败了。造成这种情况的原因有很多：国家范围的计划要求精细规划、可靠管理、仔细实施和有效控制；专家们也很清楚，应该在短时间内将按蚊灭绝到预定程度，以免通过突变产生耐滴滴涕的蚊子；最后，完全惰性的滴滴涕浮现在了食物链的末端，即人类体内，且因为它是脂溶性的，最终出现在了母乳中。因此，全球根除计划在20世纪70年代初终止。[①]但是，必须在这里补充的是，超过98%的滴滴涕被用作农业的一般性和非受控性措施。今天，滴滴涕仍被用作地方和区域的抗疟疾干预措施。

消除生物学条件、流行病和全球性大流行

永无止境抗击疟疾的前景表明了其复杂性，尤其是在各种各样生物学条件和反应形式方面。最后的问题是：什么样的疾病可以仅仅依靠其生物学原因而被成功消灭，什么样的不行？在这里，我们基本上遵循感染学家迈尔（Anton Mayr）的想法。[②]

单一的传染性疾病从根本上不同于某种疾病的大规模流行传播。换句话说：传染病远非流行病。更确切地说，感染转变为

---

① 参见一位中心人物简短、渊博且痛苦的经历：《人类对抗疟疾：征服或失败》（Bruce-Chwatt, Leonard J.: Man against malaria. Conquest or defeat (The Manson Oration, May 1979). Transactions of the Royal Society of Tropical Medicine and Hygiene 73, 1979, S. 605－617）。

② 参见《根除和消灭流行病》（Mayr, Anton: Eradikation und Tilgung von Seuchen / Eradication and elimination of epidemics. Deutsches Ärzteblatt 103(46), 2006, S. A-3115 bzw. B-2712, C-2603）。从根除计划的角度，可参考《什么时候可以根除疾病？ 100年的经验教训》（Aylward, Bruce et al.: When is a disease eradicable? 100 years of lessons learned. American Journal of Public Health 90(10), 2000, S. 1515－1520）。

流行病还需要具备其他因素。尽管每种传染病都是由病原体引起的，但并非每种病原体都有可能引起流行病。为此，病原体除了具有传染性的基本条件外，还必须具有其他一些特性：

- 毒性增加，以及疾病进程的预后严重性
- 可以迅速传播感染的高传播性（接触传染性）
- 对外部影响的高抵抗性（韧性）
- 病原体会在活体媒介体内增殖，传染性会通过活体携菌者迅速有效的传播而增加，包括通过节肢动物（如蚊子）传播

病原体的传染性和毒性决定了传染性疾病的事实和危险。传染性、韧性和携菌者传播决定了流行病的特征，满足这三个条件之一，就可以引发流行病。

与流行病做斗争时，最终目标是一劳永逸地消灭病原体和世界范围内的疾病。这个目标曾在20世纪70年代后期根除天花时被实现了。这一成功的基本要求是，天花的病原体天花病毒只有一个宿主，即人类。天花直接在人与人之间传播。另外，天花病毒很大，因此可以很好地被检查出来，并且在其自身繁殖中不会改变抗原特性。因此，有效的疫苗已经在世界范围内普及，相应的免疫运动可以取得持续的成功。成功根除天花的关键标准是：

- 病原体只有一个宿主
- 病原体不能在周围环境中随处可见

- 病原体不需要中间宿主就可以直接传播
- 在宿主中，只要感染就会导致疾病
- 没有持续潜伏，即没有持续且不再明显的感染
- 病原体不得以不同的血清学类型和亚型出现，并且必须具有遗传稳定性
- 可以通过全球范围内的疫苗接种预防

如果将这些标准应用于脊髓灰质炎、流感和麻疹，可以看出只有脊髓灰质炎和麻疹才有全球灭绝的可能。对于这两者，世界卫生组织长期以来一直在追求令其全球灭绝。最初，根除脊髓灰质炎的成绩是令人鼓舞的，但是由于缺乏疫苗接种准备、缺乏疫苗、后勤物流问题，以及对疫苗接种计划的集体抵制，直到今天，实施情况仍然曲折反复。

与此相反，其他所有危险的病毒性疾病都不满足可以根除的必要标准，它们包括：

- 人类的疾病，如水痘、腮腺炎、艾滋病病毒感染、鼠疫、风疹、带状疱疹
- 人类和动物中的狂犬病和甲型流感
- 口蹄疫、牛瘟、马瘟、禽流感和猪流感

迈尔在其研究中仅讨论了通过病毒传播的流行病，而“新发传染病”就属于这种情况。

流行病与文明

作为被观察的自然的生物学，在如何应对流行病和大流行病这个问题上起着至关重要的作用。人类是自然的一部分——文化与自然的分离总是公式化的和人为的。在控制自然的尝试中，人类仍然是自然的一部分，然而当今大都市的人们似乎已经忘记了这一事实。关于这个整体的历史问题是：环境提供的可能性与文明历史的关系是怎样的？与人类疾病的关系是怎样的？这里描述的文化、流行病与自然之间的全球关系现象，就是几十年前开始研究的“世界史”，即不同文明世界之间相互影响的历史。威廉·麦克尼尔（William H. McNeill）是“世界史”学派中的杰出人物之一，1976 年他就已经基于世界不同地区的生物学可能性讨论了“瘟疫与人”这一主题。①

当时的医学史对这本书感到惊讶：没有医学经验的历史学家胆敢涉足医学史领域吗？迟到的回答来自年鉴学派（Annales-Schule），他们采用了与世界史相似的研究方法，1984 年吕费耶（Jacques Ruffié）和索尼亚（Jean-Charles Sournia）出版了《人类历史上的流行病》（*Lesépidémiesdans l’histoire de l’homme*）。② 进

---

① 关键文献为《西方的崛起》（Das Schlüsselwerk ist: McNeill, William H.: The Rise of the West. Chicago: Univ. Chicago Press 1963）；医学史方面参考《瘟疫与人》（McNeill, William H.: Plagues and peoples. Garden City/NY: Anchor 1976, bzw. dt. Übersetzung: Seuchen machen Geschichte. München: Pfriemer 1978），也可参考《人类的健康状况》（McNeill, William H.: The human condition. Princeton/NJ: Princeton Univ. Press 1980）。

② 《人类历史上的流行病》（Ruffié, Jacques/Sournia, Jean-Charles: Les épidémies dans l’histoire de l’homme. Paris: Flammarion 1984, dt. Übers.: Die Seuchen in der Geschichte der Menschheit. Stuttgart: Klett-Cotta 1987）。

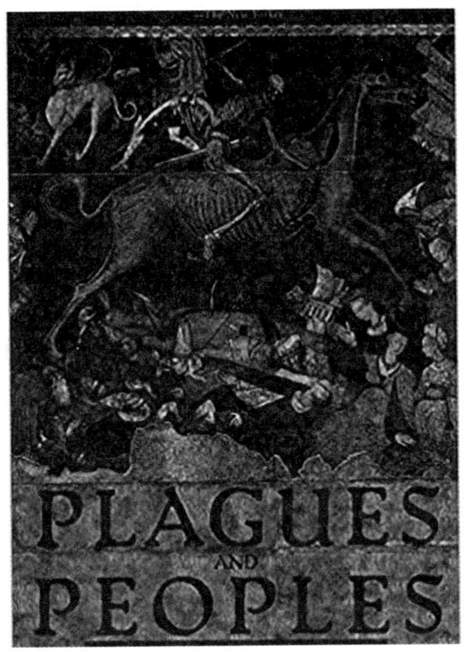

图 5-4 《瘟疫与人》第 1 版封面

化生物学家、人类学家和历史学家戴蒙德（Jared Diamond）仅仅基于地质、气候和生物学条件，探究人类历史的历史可能性及其健康可能性。他的著作《枪炮、病菌与钢铁》（*Guns, Germs, and Steel*）[①]表明了这种方法能走多远：文化是否以及如何发展，不仅取决于地理和气候，动植物群也都对此具有决定性作用。

总而言之，历史是这样的：随着从采集文明和狩猎文明到新石器时代的农耕畜牧文明的过渡，人们的环境健康状况发生了巨大的变化。这种变化是人类自己造成的。正如将最近的这个时代

① 《枪炮、病菌与钢铁》（Diamond, Jared M.: Guns, germs and steel. New York: Norton 1997; in deutscher Übersetzung: Arm und Reich. Frankfurt/M.: Fischer 1998）。

称为所谓的人类世（Anthropozän），在这个时代，人类参与塑造和改变了地球的生物和大气条件。但是，正如概念组成中所暗示的，这个时代并非从人类对气候和地质产生决定性影响才开始，[①]相比这个词语的狭义意义，它还要早得多。除了革命性的社会影响，如土地所有权、父权制、战争等之外，大量人群的聚集生活，以及人与家畜的紧密共存，对人类健康产生了革命性的影响。规模较小且孤立的狩猎和采集者群体可能是30个人，也可能是50个人，其中的急性传染性疾病患者可能会被所在的群体烧死，甚至与该群体一起被烧死；而只有达到一定的人类密度——3000～10000人，才具备地方病和流行病的生物学可能性。此外，人们还必须应对新的同居生物的物种特异性病毒、细菌、真菌或寄生虫。

自此开始了地方病和流行病的时代，开始了人畜共患传染病，即人与动物相互传播疾病的时代。蠕虫或疥癣等寄生虫；较简单的病毒性病原体，如天花、诺如病毒（导致严重腹泻，婴儿和幼儿死亡率更高）；细菌性病原体，如沙门氏菌（伤寒），以及其他由细菌造成的肺结核、炭疽病或鼠疫等预后严重的疾病，在人类中施加了巨大的选择压力。[②]今天的情况依然如此，从“新发传染病”可以看出，近80%的人畜共患传染病都是从动物传出

---

① 参见《人类世：人类现在正在压倒自然的强大力量吗？》（Steffen, Will/Crutzen, Paul J./McNeill, John R.: The Anthropocene: Are Humans Now Overwhelming the Great Forces of Nature? Ambio 36, 2007, S. 614 - 621, doi:10.1579/0044-7447(2007)36[614:TAAHNO]2.0.CO;2）。

② 参见《法国和欧洲地中海国家的人与鼠疫》第2卷（Vgl. z.B. Biraben, Jean-Noël: Les hommes et la peste en France et dans les pays Européens Méditerranéens. 2 Bde: La peste dans l'histoire. Les hommes face à la peste. Paris: Mouton 1975 - 76）。

的。在这种新文化水平中的饮食也是如此：如今，对于谷物、牛奶或酒精的区域性不耐受，是来自许多代人的选择结果。

自从人类以更大规模群居以来，他们通过陆路和海路的旅行、逃亡、迁移，尤其是通过战争携带并传播疾病：古代、中世纪或近代的瘟疫、天花、麻风病、梅毒、霍乱、黄热病皆是如此。因此，随着人类在世界范围内的普遍扩张，尤其是交通线路的开通，导致了流行病的迁移，最终导致了病原体和疾病的全球历史性传播。从古代和中世纪的战争和贸易迁移，到近代早期和帝国主义时代的海上航线和征服战争，再到当前通过航空旅行传播的急性病毒性流行病和出血热（如埃博拉病毒），那些以前只局限在地方的疾病逐渐消失了。

年鉴历史学家拉迪里（Emmanuel Le Roy Ladurie）为这种情况创造了一个名词“世界微生物的统一”。[①] 威廉·麦克尼尔则谈到“欧亚文明疾病库的汇合点”。[②] 今天，由于环境和行为的全球统一，可以说地方性和流行性健康威胁已经全球化。这不仅包括传染性疾病，还包括慢性疾病，例如心血管疾病或代谢性疾病，以及恶性肿瘤。我们需要全球防御，即“全球健康”。

---

① 参见《一个概念：世界微生物的统一（14—17世纪）》（Le Roy Ladurie, Emile: Un concept: l'unification microbienne du monde (XIVe – XVIIe siècles). Schweizerische Zeitschrift für Geschichte 23, 1973, S. 627 - 696）；也可参考《西方文明的曙光》（Grmek, Mirko D.: Les maladies à l'aube de la civilisation occidentale. Paris: Payot 1983）。

② 参见《瘟疫与人》（McNeill, William H.: Plagues and peoples. Garden City/NY: Anchor 1976, chap. III）。

流行病的含义

从前面的探讨中可以明显看出，自然对流行病的事实和流行病的感知都起着决定性作用。西方医学正是在这个基础上建立的，疾病从泛灵论和神话中分离出来，正如约公元前400年的希波克拉底所说的“根据自然来解释”。自18世纪以来，现代医学完全致力于化学和物理领域，创造了医疗技术（一种技术上有效的医学）。现代医学的公理是：“生命力”并不存在，所有生命过程都可以用物理和化学的方式来解释，而且无论是生理的还是病理的，化学和物理学都可以从技术上影响所有生命过程。

在生物化学和生理知识的基础上，当前医学在“分子转化”中选择生物学作为主要参考学科，“二战”后还只是生物医学，而自20世纪80年代以后，已日益成为分子生物学。分子生物学目前的基本原理是：

- 相同的机制决定了所有生物体的生理学和病理学观点（普遍性）
- 从生物体中最小的单位——分子水平来研究和理解普遍机制（还原主义）
- 将模式生物用于模拟和研究在人类身上显现出来的疾病（建模）[①]

---

① 参见《生物医学：含义、设想和可能的未来》（Strasser, Bruno J.: Biomedicine: Meanings, assumptions, and possible futures. Report to the Swiss Science and Innovation Council (SSIC) 1/2014. Bern: Swiss Science and Innovation Council 2014）。

自19世纪以来，医疗技术医学和生物医学已成为人们生活中的力量，医学可以控制疾病，还可以预防疾病。从19世纪和20世纪卫生科学和公共卫生服务的成果来看，在一个遵循卫生理念的国家，具有卫生意识的人的思维模式是：可以通过医学规范来控制人们的关系和行为。[①]这种控制会在人们自我约束时达到顶峰，此时人们会形成自我护理、个性化以及预防相结合的“自我预防”思维模式。[②]

当对自我身体和世界的控制达到某种极限、似乎要失控时，人们便会开始思索和探寻原因和意义。就像当前新冠肺炎大流行病引发的现象，在各个媒体上都可以看到，人们在试图追寻事件背后的原因和意义。在这场讨论中，有三种自然观念脱颖而出，其本质上可以归为一类，如社会学家伯恩哈德·吉尔（Bernhard Gill）在其著作《关于自然的争议》（*Streitfall Natur*）中相互区分的一样。[③]他采用文化理论的方法分析环境冲突。其基本论点是：在社会辩论中，环境和技术的冲突与客观指标或理性证据的联系较少，而与主观风险评估和自然界概念的联系更为紧密。吉尔已经发展出三种可以同时共存的基本宇宙观：

- 以身份为导向的宇宙观：根据这种宇宙观，自然和个人

① 参见《卫生人：现代健康与医学》（Labisch, Alfons: Homo Hygienicus. Gesundheit und Medizin in der Neuzeit. Frankfurt/M.: Campus 1992）。

② 参见《自我预防：现代卫生政策的文化史》（Lengwiler, Martin/Madarasz, Jeannette: Das präventive Selbst: Eine Kulturgeschichte moderner Gesundheitspolitik. Bielefeld: transcript 2010）。

③ 参见《关于自然的争议：技术和环境冲突中的世界观》（Gill, Bernhard: Streitfall Natur: Weltbilder in Technik- und Umweltkonflikten. Wiesbaden: Westdeutscher Verl. 2003. http://b-gill.userweb.mwn.de/publika/habwdv.pdf）。

相统一，当两者分裂时，会导致疾病的产生。

- 以应用为导向的宇宙观：根据这个宇宙观，自然被视为科技行动的被动对象，掌控自然会减少偶然性事件的发生。
- 以时代为导向的宇宙观：根据这个观点，被支配的自然力求自由，并且和解放自然密切相连。

针对一般的大流行病，特别是新冠肺炎大流行病，这些自然观念产生了不同的解读。反复传播的观点是，这种流行病是上帝的惩罚，是对罪恶的生命以及万物被破坏的惩罚。这种观念符合以身份为导向的世界观。对病毒和细菌致病过程的评估是可以被解释的，符合以应用为导向的世界观。例如，关于病毒的跨物种传播途径增加冠状病毒致病性的观点就适用于这个理论。从科学的角度来看，即遵循以应用为导向的世界观，此理论似乎也可用来解释新冠肺炎的出现。反之，阴谋论的流行符合以时代为导向的世界观，根据这种观点，对人类来说危险的病毒和细菌体现出一种被解放的"自然"。例如，有人说这种病原体是从实验室中产生的，通过实验室事故进入自然界，现在在自然界里胡作非为。

在当今这个人们已经习惯于科学世界观的世界中，有人不禁要问：为什么其他世界观仍然很强大？其中一个原因可能是科学世界观太"普通"了，很少成为流行文化作品的题材。然而，在有关大流行病的灾难电影中，以时代为导向的宇宙观可以为之提供素材，编造令人兴奋的故事内容。《极度恐慌》(*Outbreak*)、《僵尸世界大战》(*World War Z*)、《我是传奇》(*I am Legend*)以及当前几乎所有的僵尸题材电影，还有《猩球崛起》系列电影，都表达了这样一个理念：通过事故、道德败坏、贪婪和追逐名誉来释放被控制的本性，然后征服世界。或许对这类故事情景的渴望正是我们这个时代的标志（有些人称之为后现代）。

但这也是世界上大多数社会已经习惯了以科学的眼光来看待生命和自然的结果。他们将科学和技术上可控的自然形象融入自己的思维中，以至于那些不寻常的和不可思议的情景都具有同样高的娱乐价值：大自然必须按照我们的意愿行事，这取决于季节和心情。

生物权力和生命政治

在埃利亚思（Norbert Elias）的《文明的进程》(*Prozess der Zivilisation*)一书中，马克斯·韦伯（Max Weber）的与世界自然科学化有关的“身体合理化”理论，已经在人文科学领域得到深入研究，并且成为历史和哲学争论的主题。书中特别分析了这种世界观与其社会影响之间的联系。谁从这种世界观中受益抑或是谁持有这种世界观的问题也很重要。在许多思想观念和思想体系中，福柯（Michel Foucault）关于生物权力和生命政治的思想最具影响力。文化是基于某种规则的实践行为，而遵循这些规则的行为又体现出人们在社会中不同的权力分配等级。在韦伯的思想中，权力和权威是不同的。与国家权威不同，社会权力是分散的，不受形式的约束。

任何形式的知识都会塑造社会权力关系。无论过去还是现在，弗朗西斯·培根（Francis Bacon）的名言“知识就是力量”，不仅适用于自然，也适用于自我和社会。在现代知识社会中，知识的传播是塑造我们所依赖的生活条件和日常行为的主要方式。知识始终与权力紧密联系。真理游戏受到词汇和理性标准的影响。真理不一定是压制性的；相反，人们可以体验到解放和自主。真理游戏尤其适用于将行为规则视为富有成效的经验，文明适宜的健康行为就是如此。这就是福柯“生命政治”思想的起点。

在福柯去世前不久，他一直致力于有关“治理的艺术”的研究。所谓的治理术研究，除了分析政治上获得生命的方式（生命政治）之外，还着眼于个人获取生活知识、转换生活或将其转化为个人生活质量的过程。[①]

波苏（Vittoria Borsò）认为，“Bios”最初的含义是不可观察的生命。能观察到的生命已经是生物学了。就文化科学来说，生命是一种成长，是一个开放的过程，在社会治理与个人塑造之间的紧张关系中，总是能结晶成各种可变的生命形式（健康/生病，年轻/年老）。“社会治理”意味着通过卫生系统、政治、科学和媒体来施加影响。“个人塑造”包括个体的、现实生活的、

① 以下想法是通过和波苏深入探讨得出的，在这里由衷感谢，这些讨论为我们看世界提供了不同视角。请参见：《“管理”生活的艺术》（Borsò, Vittoria/Cometa, Michele (Hrsg.): Die Kunst das Leben zu »bewirtschaften«. Bíos zwischen Politik, Ökonomie und Ästhetik (unter Mitarbeit von Sieglinde Borvitz, Sainab Sandra Omar undAurora Rodonò). Bielefeld: transcript 2013）及《知识与生命－生命的知识：生命政治的挑战》（Borsò, Vittoria (Hrsg.): Wissen und Leben–Wissen für das Leben: Herausforderungen einer affirmativen Biopolitik. Bielefeld: transcript 2014）。

与自我相关的和（认知上）定位的行为，在其中个体能发挥自己身体、心理和情感的投入。这些紧张关系导致了各种社会和个人之间的适应性进程：产生了关于生活和生物知识技术的实践行为，对生活过程的干预，个人行为的主体化过程，最后是传播的媒介、对媒介的感知及审美形成。

以下内容都是由此产生的：

- 真理制度，产生有关身体的“真实性”的认知和语言学的程序，公共卫生政策中价值观的定义和伦理决策框架（由定义什么是痛苦而导致的后果）——哲学、历史、社会学和语言学的对象
- 经济因素对价值产生的影响；这些价值的成本和利润（谁受益，谁受苦？）——国民经济的对象
- 主体掌握身体及身体/性别秩序、以健康为既定目标习得个体化（对谁而言的生命意义？个性化的决定）、学习记录个人的躯体痛苦、通过健康体系反馈个人已学会的知识的方式［如通过生物社会学教育来进行反馈；保罗·拉比诺（Paul Rabinow），尼古拉斯·罗斯（Nikolas Rose）］——心理学、心身医学、认知科学、文学和艺术科学、人文科学和社会科学的对象

福柯的学生和继承人再次强化了他的思想。福柯的研究始于对疯狂的感知和对性的处理，在政治方面，狭义上尤指卫生和人口政策方面，例如上述对控制出生率和死亡率所做的尝试。性

对福柯来说起着重要作用。阿甘本（Giorgio Agamben）在其著作《神圣人》（*Homo sacer*）中提到，福柯指出了一条历史路线，将生物学应用在理解社会关系和权力结构中。[①]生命政治不可避免地导致极权主义政权，连阿甘本的最新观点也是如此。问题是，统治者是否能获得对“赤裸生命”的控制，也就是说，对一个被剥夺了所有权利的人的控制。

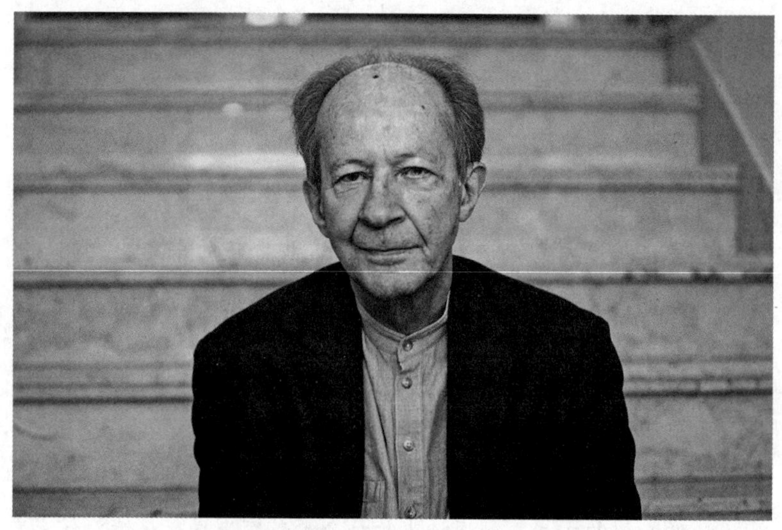

图 5-5　以探讨例外状态和牲人的著作闻名的意大利当代政治思想家、哲学家阿甘本

福柯等人的研究，包括布迪厄（Pierre Bourdieu）对惯习的社会学研究，揭示了通过自然，“生命”受个体、团体及国家控制的作用机制。当然，这种观点适用于所有历史的和当前的集体和社会：每种文化都有其自身与文化相适应的隐晦（也有可能详尽）

---

① 参见《神圣人：至高权力与赤裸生命》（Agamben, Giorgio: Homo sacer. Die souveräne Macht und das nackte Leben. Frankfurt M: Suhrkamp 2002）。

的公开身体，以及社会中的人的身体，这对个别的身体运动产生了影响。

在民主社会，个人和社会的身体最终也会被公开塑造。在专制国家，中央权力试图通过仪式力量来控制公民，而在民主社会，公民首先是自我控制，然后才控制彼此。身体数据的数字化在这里形成了一个暂时性的顶峰。如往常一样，身体塑造的最新维度在公共利益和个人目标之间波动。如果私人意愿和公共利益保持一致，那么生物权力将得到充分实现：饮食、饮水、体重和外表、健康还有现在大流行病时期的往来联系和流动数据，为这种“自我”约束提供了范例。从福柯的名著《规训与惩罚》（*Überwachen und Strafen*）中可见，手机文化变成了一种“监视与娱乐”，这是IT文化中难以察觉的生命政治。[①]

作为自我监控机器的游戏和娱乐

这是什么意思呢？文化历史学家赫伊津哈（Johan Huizinga）在其著作《游戏的人》（*homo ludens*）[②]中认为，游戏是一种非常深刻的人类特质。自18世纪以来，人们开始通过科学方法来收集身体数据；从19世纪开始，从体温计到体重秤再到血压仪，技术系统日益多样化。这些数据经过比较和标准化的处理，可以

① 参见《规训与惩罚：监狱的诞生》（Foucault, Michel: Überwachen und Strafen. Die Geburt des Gefängnisses. 1. dt. Aufl. Frankfurt/M.: Suhrkamp 1977）。

② 参见《游戏的人》（Huizinga, Johan: Homo Ludens – Versuch einer Bestimmung des Spielelementes der Kultur. Basel: Akadem. Verlagsanstalt Pantheon 1938）。

被轻而易举地运用。同样的方法也适用于传染病及其测量。在托马斯·曼的《魔山》(*Zauberberg*)一书中可以找到很好的例子。书里有一个“加夫基指数”作为衡量疾病状态的标准被反复提及。科赫的同事加夫基(Georg Gaffky)制定了一份痰液中结核杆菌数量表,该量表能提供疾病严重程度的信息。在《魔山》中,患者以一种竞争的方式来使用这种量表,衡量自己与其他患者的疾病严重程度,从而确定每个人在疾病等级中的排位。

从20世纪下半叶开始,许多医疗测量系统才从实践或公共领域迁移至私人领域。例如,在20世纪初,一些集市上配有体重秤,并且有现场称量体重的活动,称完体重能获得一块巧克力。在“二战”之后,一方面正常体重被纳入体重秤的计量中,使体重秤成为一种标准化计量手段;另一方面,体重秤作为自律装置进入了家庭。维持正常体重成为未来保持身体健康的一个目标,体重与卫生保健的结合将公共卫生保健转变成了私人的自我保健。[①] 监测血压也是如此。公共卫生保健变得越来越个性化。谁家能没有体重秤呢?多少人拥有血压仪?个人通过一种技术来自我控制,与此同时该技术背后的参与者会科学地算出并确定哪些数字范围是正常的,哪些是病态和反常的。我们所认为的“正常血压”或是“正常血脂水平”在生物学上甚至根本不存在,而是由共识委员会一次次重新定义的。许多测量系统已经数字化,数据得以传输到智能手表或者手机中,代表着这一发展有了质的飞跃。因为它们简化了各种数据的联网,并且比测量系统、笔和

---

① 参见《体重秤:对量化生活的历史和社会学所做的贡献》(Frommeld, Debora: Die Personenwaage–ein Beitrag zur Geschichte und Soziologie der Selbstvermessung. Bielefeld: transcript 2019)。

纸更易检测个人资料。

但是，人们对于测量、计数和比较身体数据有兴趣并不是什么新鲜事。只有使某种措施符合健康意图成为目的本身，游戏才能变得更加严肃。预防的理念总是从公共卫生保健转向个人生存。对于不当行为（如体重增加或运动步数不够），不再需要卫生权威部门进行监管并做出惩罚。相反，以数字来体现的健康目标已经内在化，以至于人们会自我惩罚，虽然只是感到内疚。简言之，游戏和娱乐已成为一种自我监控的机器。①

生活中有哪些可以用技术测量的领域能进入医学范畴来进行解释和说明，又有哪些不能呢？医学解释模式被应用到了以前在医学中不曾了解的生活领域，这有可能发生在历史进程中。这种现象被称为医疗化。② 在 20 世纪下半叶，它与健康和疾病风险概念的发展并驾齐驱，人们试图找出可能导致疾病的因素。随着知识的增长、风险概念的不断扩展以及医学解释的发展，这些最初完全是非医学的行为或生活方式变得与医学息息相关。在过去的一百年里，医学干预（对健康有效的干预），更确切地说是医疗服务的提供及使用的起点，已经显而易见地从疾病转移到保健，随后转向危害健康的风险。患者对疾病的感知渐渐不再由病理过程的症状决定，而是由测量值和根据自己所处威胁性疾病的等级

---

① 参见《测量血压：循环诊断的“技术化”》（Fangerau, Heiner/Martin, Michael: Blutdruck messen: Die ‚Technikalisierung‘ der Kreislaufdiagnostik. In: Technomuseum (Hrsg): Herzblut. Geschichte und Zukunft der Medizintechnik. Darmstadt: Theiss Wiss. Buchges. 2014, S. 74–93）。

② 参见《社会的医学化：论人类疾病向可治性疾病的转变》（Conrad, Peter: The Medicalization of Society: On the Transformation of Human Conditions into Treatable Disorders. Baltimore: Johns Hopkins University Press 2007）。

位置来决定。现在，我们从一开始就将疾病或患病风险转移到了一种全面的管理中。顺便提一句，这在人类历史上可不陌生。特种饮食作为一种“保持健康”的手段，连同各种健康提议，影响了古代及中世纪晚期的医学。但是这个世界只给了一小部分上层阶级优先权，他们可以自由选择是否服从健康制度。

现在的问题是，要在一个开放的社会去控制所有人的行为，而且不是通过上层或上级权力来控制，而是通过社会共存的约束，必须尽可能地在没有正式控制的情况下来运作这一切。我们也可以得出如下结论：只有让人们在自我监管中体会到乐趣，才有可能在全世界实现有益的共存。

这种最初被视为毫无价值的发展，导致了对医疗化现象的猛烈批判。为了再次理解这一点，有必要对医疗化、机械化以及个性化的概念进行一致的历史化梳理。历史化在这里很重要，在考虑当前新冠大流行病的发生和处理时，需要根据这些解释模式来讨论公共对策。

一封读者来信写道：“救命！罗伯特·科赫研究所掌控了德国。”[①] 在诸如此类的讨论中，可以看到我们的社会中正在发生的事情。当基本权利被医疗风险论证推翻时，保持批判的眼光来看问题仍然至关重要，但问题必须明确：在事关抗击传染病和大流行病时，这些理论能给我们带来什么？

瑞士历史学家萨拉森（Philipp Sarasin）提出了一个巧妙的分析，将生物权力和生命政治的概念进行历史化处理，并将其与当

① 参见《德国时代周报》（Maren Maude in: Die Zeit No. 13, 19.03.2020, S. 17）。

前的大流行病相联系。[1]此处提及的近年来医学社会发展的其他解释模型也必须以类似的方式谨慎处理。萨拉森断言：当人们看到世界各国政府是如何将公共卫生凌驾于自由权利之上时，有关生命政治的讨论是非常吸引人的。

福柯于 1984 年去世，他是一位伟大的先知。萨拉森现在指出，福柯在一生中不断抛弃自己的观点，更确切地说是不断改造自己的观点。他提到以麻风病、鼠疫和天花这三种流行病为灵感的思想模式，福柯在工作的不同阶段与不同形式的（生命政治的）治理相联系：处理麻风病的特点是，只需将病人驱逐出去或者关押起来；而鼠疫的处理针对更大的群体，以激进的纪律化为特征，监视和控制（如设立界限和城墙）以及限制活动范围是针对鼠疫采取的政策的特点；天花治疗的特征则是，国家一直在监测和统计天花的传染情况，同时利用疫苗接种来进行保护。为此，他必须权衡在没有将个人自由限制到导致自由化社会分崩离析的程度的情况下，限制和约束可以进行到何种程度。这意味着要恢复权威制度，虽然也存在过度纪律化的风险。

最后，萨拉森得出了 4 个对于当前的讨论特别重要的结论：首先，世界各地同时采取不同的防范模式，有的倾向遵循鼠疫模式，而有些国家更可能遵循天花模式，对相关人员进行数字化个体监测，虽然在一定程度上隔离个人的生活，但是可以维持其他人的社会活动。其次，要留意到在自由社会中回归专制模式也是有可能的。例如，如果在分析移动通信数据时降低了数据保护限

① 参见《通过福柯来理解大流行病》（Sarasin, Philipp: Mit Foucault die Pandemie verstehen）：https://geschichtedergegenwart.ch/mit-foucault-die-pandemie-verstehen/（访问日期：2020 年 4 月 20 日）。

制，那么即使在大流行病结束之后也难以恢复这些限制。至少有可能存在国家广泛使用健康数据的风险，使得上述批评成为现实，令“监视和娱乐”变为“监控和惩罚”。再次，通过保持“社交距离”来减缓疾病传播速度，是国家卫生政策中一个合法且合理的目标。通过注重自我照顾以及照顾他人，原则上承认个体的自由。最后，他警告说，仍然存在福柯在麻风病模式中提出的大规模监禁的威胁，也就是说，为了保护经济，人们会直接监禁像老年人这样的假定高风险群体，任由他们自生自灭。

参考文献

《穷人和富人：人类社会的命运》(Diamond, Jared: Arm und reich. Die Schicksale menschlicher Gesellschaften. Frankfurt/M.: Fischer 1998)

《剑桥人类疾病史》(Kiple, Kenneth F. (Hrsg.): The Cambridge world history of human disease. Cambridge: Cambridge Univ. Pr. 1994)

《卫生人：近代的卫生与医学》(Labisch, Alfons: Homo Hygienicus. Gesundheit und Medizin in der Neuzeit. Frankfurt/M.: Campus 1992)

《疾病创造历史：人们的灾祸》(McNeill, William H.: Seuchen machen Geschichte. Geißeln der Völker. München:Pfriemer 1978)

《过去和现在的医学概念》(Rothschuh, Karl Eduard: Konzepte der Medizin in Vergangenheit und Gegenwart. Stuttgart: Hippokrates 1978)

《细菌学与现代性：1870—1920 年隐形生命政治学研究》(Sarasin, Philipp (Hrsg.): Bakteriologie und Moderne: Studien zur Biopolitik des Unsichtbaren 1870 - 1920. Frankfurt/M.: Suhrkamp 2007)

《生命记录：颠覆性技术与文化变革之间的数字自我测量与生命记录》(Selke, Stefan (Hrsg): Lifelogging. Digitale Selbstvermessung und Lebensprotokollierung zwischen disruptiver Technologie und kulturellem Wandel. Wiesbaden: Springer VS 2016)

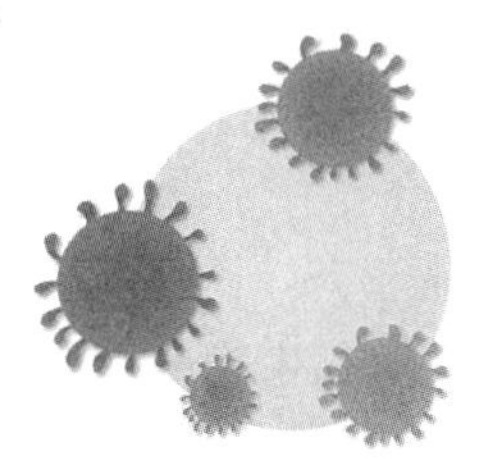

第 6 章

人类、健康和社会

在此期间，通过对作为标尺的历史和现实事件，以及长期以来事件经过的分析，还有将单细胞动物和其他微生物研究引入自然和生物学而得到的灵感，再加上文化理论的提示，产生了一种马赛克式的拼图，它可以被当作当前瘟疫事件的背景图。下文主要从抽象层面介绍个人和公共空间里的医学行为的基本情况。

个人与社会之间的健康

在“健康”这个概念中，“生命”或者说“肉身”以及人的生活都被编入了社会之中。人的身体是我们自己直接给出的自然部分。被观察的“生命”，即身体，通过社会及其以文明为依据的价值成为具体化的身体。无意识的身体和有意识的、构成的身体之间的根本区别在身体哲学中被予以全面的阐述：[①]身体哲学整体上指向社会对人的体质的塑造力，尤其指向医学对人的体质的塑造力。

健康是现在和将来人体和生物的基础，以此人类能够追求自身的任务和目标。因此，健康是一个标准的概念，它代表了个人和社会的生物秩序。一个高度差别化的工业社会和一个高度网络化的全球社会，如果没有一个公共的，集个人、社会和环境为一体的健康安全措施，是无法正常运行的。这意味着什么，我们正在经历。本书最后会提及在未来建立一个公共健康组织的必要性。

现代医学通过健康的概念对其定义进行了垄断，又通过疾病的概念垄断了人类个人和公共身体的行为。由于被委任了这项崇高的职责，医生在过去两个世纪获得了社会中的特殊地位。他们的工作被专业化，他们作为职业者获得了行为的自主性、一个封闭的市场以及对工作的自我监督。由此，也产生了一种特殊的责任。

不确定的行为

一名医生可以做什么，这个问题的核心是什么呢？被定义为

---

① 参见《身体》(Schmitz, Hermann: Der Leib (System der Philosophie, 2. Bd., 1. Teil). Bonn: Bouvier 1965)及《远古时期的身体经验：古希腊哲学和非欧洲文化中的身体》(Rappé, Guido: Archaische Leiberfahrung. Der Leib in der frühgriechischen Philosophie und in außreuropäischen Kulturen (Lynkeus.Studien zur Neuen Phänomenologie, 2). Berlin: Akad.–Verl. 1995)。

“病人”的个人或一群人寻求拥有特殊专家鉴定和诊疗知识的人的帮助，目的在于缓解病痛、被治愈，乃至重新回到之前正常的身体状况。每当医生们提到某个被社会定义为科学的学术问题，我们都会十分小心地谈论医学。医学是在所有文化中，无论历史上还是当下都呈现出多样性的医疗学的一种特殊形式。在医学中，承受病痛的人们作为患者成为科学干预的客体。尽管有理想典范的（自然）科学基础，但医生和患者的交汇空间总会受到语境和个人特征的影响，受到医生和患者各自经历的影响，最终还会受到非科学观点的影响。

对于医学最普遍的解释，我们可以通过观察以下医学行为来理解：通常情况下，医生的工作是处理“故障情况”。所谓故障情况是指，“日常生活实践的自主性”以某种方式受到了威胁，人们及其社会环境无法解决问题。与其他传统行业，比如牧师或律师的职业环境相比，医学也会丧失自主性，变得与相关社会中生物学定义的行为事实相关。这些生物学所解释的行为基础，按照对健康和疾病的主导性阐释，以一种与文明相适应的特定方式发挥着影响作用，这些阐释都是特殊的、在社会中构成的。将哪些状况视为干扰的阐释，处理这些干扰因素的技术，以及个人对痛苦的感知——所有这些范畴都是历史可变的，都具有文化特殊性。

那些在这一“自然”生物学视角下不再具备自主性的人被视为“患病了”，成了患者。医生因此成为受托人，主动为患者们工作。医生在一段时间里承担着对患者健康自主性的责任，因为患者受到了疾病的影响。医生使用基于科学的，以及通过日常实践确立的专家鉴定方法，诊断并治疗那些患者无法自主解决的问题。

对于医学行为来说，最根本的一点在于普通知识和个人情况的关联。医生的行为以恢复“治疗”的权利为标准，目的在于重新夺回患者的自主权，并重新建立按照定义值得向往的社会状况和行为选择权。其结果是，医生行为一方面通过“疾病”引发，另一方面在其目标中有必要以“健康”的社会意义为标准。对健康的分别阐释促成了人类社会属性和自然属性的平衡，厘清了人类存在的“自然”生物学基础。通过对健康概念的阐述和影响，医学的地位和社会中医学行为的作用范围得以确认。它们同样输给了历史的演变，正如医学阐述范围的逐渐延展在不断拓宽的社会领域中所呈现出来的一样。其中就包括，疾病概念的阐述和影响确认了医学干预个人和公共行为的合法性。

所有人都是不同的，他们在时代中的处境对于自身而言也是各不相同的，这就是事实，在希波克拉底－盖伦式医学中是医生行为的起源和目标。医生行为的对象和本质原则上在特定情况中有开放的因素。另外，医生是能够熟练运用科学程序的纯粹的技术人员。还有更夸张的说法：如果医学真是一门应用自然科学，一个数学自然科学或技术院系的科学家就能立刻接管病床的工作。可是谁愿意把自己交到这样一位“医生”手中呢？正如亚里士多德所分析的，自然科学和生命科学是医学的现实指标，在医学行为和现实存在中是可行的，但与医学并不等同。

即使医学是根据自然科学运作的，对于个人病情的诊治最终也是一种基于概率的行为，它很少会导致百分之百准确无误的见解和结果。然而，如果医学行为在本质上是悬而未决的，那么如何才能获得安全保证？这一基本问题从西方医学的最初就存在了：

一方面是知识和科学，另一方面是行为和经验，从两方面都能获得医学的可靠性。但是，知识和科学，行为和经验，各自都有自身的特点、界限和极限——强调前者会导致反经验的教条主义，强调后者则会导致无理论的经验主义。虽然希波克拉底通过将医学与科学相连接，为其奠定了基础，但是终极的可靠性在医学中是不可能存在的。

医学行为在很大程度上由每个人类行为的偶然性所决定。从自然科学技术行为到一种差异性行为的断裂，必然会出现在现代自然科学指向的、似乎在科学上有一定技术可靠性的医学中。在作为自然科学的医学中，可靠性存在不同的等级：从纯自然科学的实验室研究，到一种实用的、完全可比拟常规应用技术的中间级别，再到每个个体的临床情况，而在当今条件下，对于每个个体的临床情况，不可能以某种治疗为出发点做出可靠的预测（可能出现的状况有：事故、紧急情况、白血病、骨髓移植、败血症）。

正是在这里，出现了“理论缝隙”，即理论上的空白，从而导致对医疗本身的疑问。[①]这一空白必须通过一系列特殊的能力被填补，使医学知识转变成医学行为，自然科学家转变成医生。在这些不同的能力中，经验，也就是一种不断重复并在重复中一直被思考的行为，扮演着突出的角色。在克尔凯郭尔（Søren Kierkegaard）一个名句的修改版中，“理论缝隙”是这样被翻译的：“在医学中，必须一直向前推进医学行为，被体谅只会使医学

① 参见《遭受“理论缝隙”的不能治愈的人？现代医学中的一些认识论问题和医学哲学的临床关联性》（Paul, Norbert: Incurable Suffering from the “Hiatus Theoreticus”? Some Epistemological Problems in Modern Medicine and the Clinical Relevance of Philosophy of Medicine. Theoretical Medicine and Bioethics. Philosophy of Medical Research and Practice 19, 1998, S. 229 - 251）。

行为倒退——至少偶然是这样。”医生与医学史家理查德·科赫（Richard Koch）曾经在探讨作为医生行为的诊断术时将这种经验描述成“安全感”，这种“安全感”既源于经验，又来自逻辑性的推论、观点和当前的知识储备。[①]

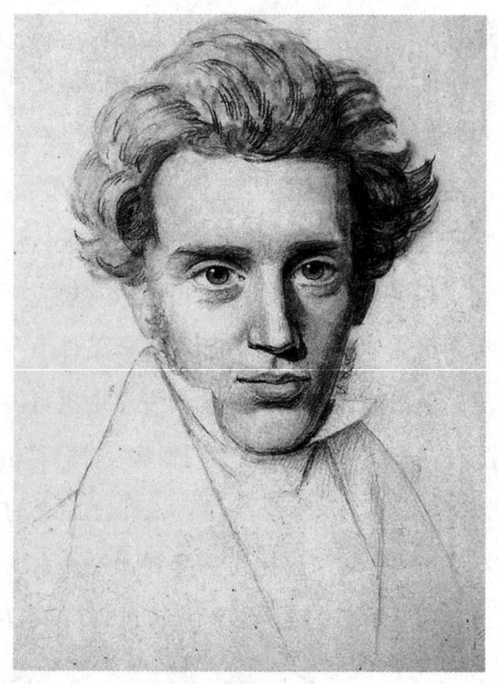

图 6-1　丹麦神学家、哲学家及作家的克尔凯郭尔，1840 年的他还是一位二十多岁的年轻人

正如患者及其自身的历史和经验成了医学遭遇的一部分，医生及其自身的历史和经验同样也成了这种遭遇的一部分。这种遭

① 参见《医学诊断：对于了解医学思想的贡献》（Koch, Richard: Die ärztliche Diagnose: Beitrag zur Kenntnis des ärztlichen Denkens. 2. umgearb. Aufl. Wiesbaden: Bergmann 1920）。

遇的前提本身被归入了一个有时间限制的全局之中。

政治空间里的健康

个人医学行为的这种模式现在被委托给公共健康保障。就公共健康能够与社会行为的生物学基础联系在一起而言，公共健康说明了对集体化和公有化形式的行为储备。社会行为层级也被列入其中，位于毗邻的生活圈子之上，是由其原本的生活集体（如家庭）中的个人所给予的。主要的集体化形式是乡镇和城市，主要的公有化形式是国家。因此，从 20 世纪初以来，如世界卫生组织等国际化的健康组织一直延续至今。

考虑到许多错综复杂的健康概念范畴，它们不仅限于很多现有定义中的一个，对于健康的个人与公共阐释及影响也有着根本的区别。对个人健康的干扰涉及个体及其家庭，而在乡镇和国家层面，这种单独的"干扰情况"并不是特别重要。这种"干扰情况"作为日常生活实践自主性的丧失，在城市和国家的层面只有通过大量的疾病和死亡才能获得公众关注。那些想要消除这些"干扰情况"的尝试必须作为公共健康行为与不同的社会认知、价值、目标和权力潜能相连接。集体的健康风险与公共健康行为的必要性，在民主和其他对公众最低限度开放的国家体制中都是在一个公共的定义过程中被确定的。

同样，公共健康中的行为可能性与个人医患情况中的行为可能性相比，也是完全不同的：公共健康和公共健康行为一直是政治及不同深层结构性行政部门的组成部分。不同集体及社会向公共任职的医生和医学专家求助，是由于人们构想出的疾病对集体及社会健康的危害，这种危害是一种作为集体的感知。因此，公共健康保障措施既不是按照“疾病的逻辑”，也不是按照“科学的逻辑”来实行的。它们更多的是在一个浸透了权力、统治以及多重意义与价值阐释的公共空间里被定义和实施。在开放社会中，对疾病和传染病，对健康行为、预防措施、风险和健身需求的公开讨论，就是从这里开始的。这种讨论是必要的，可以用来澄清公共健康保障引发的事件的意义，确定其价值，并对健康保障措施做出评价。

就德国而言，历史上对于传染病截然不同的另一种应对的范例就是对上文提及的战后传染病的反应：1957—1960 年的流感大流行被放任了，当时并未对其采取过多措施，更准确地说，事态一度发展成为丑闻，职工被动请病假，经济成就也遭到危害。①2020 年，整个国家却因为一个尚不能确定的致死率而陷入停顿并长达数周。这期间，社会的哪些方面发生了改变？显然，此时的大流行病与当时的流感是完全不同的评价方式：如今，整个社会决心不再容忍过早的死亡，必须尽可能去拯救人们的生命。

公共健康保障领域则更加复杂，如果重点不再是控制被承认的急性流行病等集体健康危害，例如新冠肺炎，而是提前保护、维护乃至促进公共健康事业，那么健康概念的哪些范畴能被确定为行为指导？如何确定由此得出的措施？在什么社会地点可以采

---

① 参见《没有剧本的大流行病：德国“亚洲流感”时期的流感预防接种》（Witte, Wilfried: Pandemie ohne Drama. Die Grippeschutzimpfung zur Zeit der Asiatischen Grippe in Deutschland. Medizinhistorisches Journal 48(1), 2013, S. 34 - 66）。

取什么措施？当前和历史上有过很多对于健康危害的讨论，例如针对吸烟的讨论，其政治结果是禁止吸烟以保护不吸烟的人，又如据称是错误的膳食营养，对含糖饮料和食物、酒精、性爱、缺乏运动等进行诋毁。这些讨论证明了这种医学上的、社会上的、政治上的和经济上的，由公共健康构成的冲突局势。

在医学专业或某种其他科学领域具备高水平资质的公共医学专家，其态度和行为条件也与个人健康领域的专家完全不同。公共健康领域的医生和其他科学专家在行为处事上根本不可能有自主性。反之，公共医生的“病患”——集体与社会，城市与国家，相比之下则具有自主性。在整个社会行为的框架内，健康行为只是一个方面，在行为可能性的等级中，总是隶属或附加于其他目标。同样，在关于公共健康事业的讨论中，医生和医学专家只同作为自然科学的医学的高级知识等级有关，负责将其带入讨论之中，而不必最终负责解释医学行为。除了这种必要的科学鉴定之外，公共健康保障中医学行为的特殊方面并不是针对一个人，而是针对群体的，比如乡镇、城市和国家。尤其是医生行为中的交际能力，如对病人特殊生活状况的感受和理解、关于诊断和治疗方法的适当信息、对病人的照管、对无法辨别的事实情况的判断，都必须在一个体量上完全不同的层面进行。专家鉴定必须谨守规矩，这样才能符合城市或国家健康的特殊前提和条件：感知的可能性（统计学、流行病学），特殊的行为形式（法律、资金、行政措施、与人相关的救助），以及对特殊问题的感知。在此存在着一种天然的不安全感，特别是当某种疾病的起因在自然界中不够常见的时候。此外还有目标的冲突：对个人病患及其安康的考量必须让位于对集体及其安康的考量，这对于平时只负责照顾病人而非在公共健康领域任职的医生来说是一种难以忍受的情况。我们在非典和新冠肺炎时代的经历正是如此。

公共健康的专家鉴定在从特殊到多变和多维的理论范围内进行变动，这些理论正好说明了前文提到的不安全的行为，比如对于什么策略在某种情况中看上去最合适的问题，可能存在目标冲突。健康科学理论的特性和差异决定了各自提出的计划策略。

- 一个健康科学理论越特殊，在某个目标或方式模式中实施起来就越直接，预防性策略的标准化程度和形式化程度也就越高（如传染病注射疫苗、健康环境保护、国际化防护屏）。这是垂直干预的特征。
- 一个健康科学理论越不特殊，在某个目标或方式模式中实施起来就越不确定，引导策略的标准化程度和形式化程度也就越低（如城市清洁、社会卫生的肺结核预防、性病控制、艾滋病预防）。这是水平干预的特征。

因此，健康科学的建议主要都是各种各样的行为选项，它们同样会提及或排除不同的行为权限。特殊的计划有很高的功能确定性和特殊的、与疾病相关的选择性。其灵活性和生活指向的影响范围受到了限制。换句话说就是：接种措施制服了病原，但并未改变引发病原的前提条件。非特殊的健康科学计划有较低的功能确定性，但是在非正式的行动方式发出者那里则具备较大的灵活性和影响范围（基本的共同生活、行动群体、乡镇）。正式的行动方式发出者，如国家，反过来通过这些计划被有限制地提及。水平干预，如消除疟疾起因的农业规划，经常会碰触到处于医学之外的边界。[①]

预防性策略被有意义地归类到一个活动者的问题视角、解决问题需求和行为权限之中，得到了接受。这些策略的适用范围广大，包括个人和集体行为的修正、工作和生活关系的预防性形态，以及群体风险性疾病的社会政策保障。

由此得出，超越科学目标空间并实际生效的健康保障形式，只有在社会接受度和社会行为的框架内才有可能实现。真正得以实施的公共健康保障形式是以社会活动者的集体感知为依据的，他们认为健康非常重要，必须有一个和健康科学的互动过程，并且该过程能够产生实际的效果，因此行为支持者和科学支持者必须在特定框架里相互作用。

公共健康成果的潜力

从历史经验可以得知，在不同的时代，会出现不同的健康重要行动的社会支持者。这里特别区分了以下几个等级：

- 个人及其基本共同生活的成员，即家庭、居家集体、邻居等，作为自救和非医疗救助的支持者

① 参见《疟疾的未来》(Litsios, Socrates: The tomorrow of Malaria. Wellington/NZ: Pacific Press 1996)及《瘟疫的传奇：从希波克拉底的瘴气到巴斯德的细菌》(Litsios, Socrates: Plague legends. From the miasmas of Hippocrates to the microbes of Pasteur. Chesterfield/Miss.: Science and Humanities Press 2001)。

- 中层机构，作为（在不同范围形式化了的）专业化自救和非医疗救助的联合
- 城市和乡镇，同时作为政治行政体系的最低等级，就像和国家相比相对开放、无结构的社会和政治行动领域
- 国家，作为具有决定意义的社会结构
- 由参与国家组成的国际化健康组织

这里所提到的人、群体、组织和机构有所差别。在这里首先讨论的是对于问题和解决问题的方法的接受度以及行动力。

基本共同生活这一等级展现了家庭生活领域的自救和非医疗救助。作为“直接生活的世界”，它被归入个人现实生活健康的概念。虽然公共和个人生活领域总是渗透到高度不同的社会中，但是现实生活健康领域和公共健康领域在某种程度上是相反的。健康在日常生活中通过高度灵活性和反应度展现出来，幸运的是，它必然不统一、不平衡，且几乎不特殊。公共健康保障则通过健康教育、健康咨询、接种疫苗计划以及一部分强制性措施作用于个人生活。

另一层面的社会公共健康保障，一个特殊的作用应归于非正式的中层机构，它阐释了专业化自救和所谓的非医疗救助。基于其非正式的特征，中层机构会揭示对健康非常重要的新问题，引发公众的关注，并使特殊的认知盲区和特殊的行动盲区，尤其是国家行政干预及地方业绩管理的行动盲区相互弥补。中层机构也适合研究并引导非医疗救助。如果不考虑健康事业中的自由行动，就不能理解德国健康事业的发展和现有结构。

在城市的等级中，当地方统一的各自操作能力或者受到危害，或者通过对健康非常重要的行动而得以推进的时候，健康就会被视为问题。地方健康事业的接受门槛和干预可能性必须与区域的需求相适应。干预性措施拥有适用于地方政治和自我管理的、非正式的、接近于问题的特征。从国家行政干预的角度看，盲区是很明显的：这些操作在区域内是无法统一、无法平衡的，它们有着特殊性，即使采用强制性方式，在其施展之处（如抗击急性流行病时）也只能有限制地得到施行。因此，城市健康事业非常适合在地方操作管理的框架内根据环境和群体的不同进行干预，并对存在的问题灵活做出反应。在当前疫情中一个突出的例子就是海因斯贝格县，那里很早就开始采取大量措施干预人们的行动自由，并在此期间被视为全德国的模范地区。

在国家等级中，重要健康问题的接受门槛与国家形象的华丽结构化紧密相关：内部权力垄断的法医，外部权力垄断的军医，与行政管理相适应的国民和国有经济结构化，最后是作为内部管理任务的健康保障。与乡镇相比尤其不同，国家干预的可能性同国家对行政部门、法律、资金以及生态和教育干预施行统治的官僚和一般化形式有密切的关联。当主要涉及接受或适当处理区域内或现实生活中特殊的健康问题时，统一的、地区范围内的、平衡的国家健康操作会因为法律记录和形式上的官僚组织的必要性而碰触到界限。在普遍的社会政治规定值下，即国家由法律安全的担保人变成了社会安全的担保人时，这种有结构限制的赤字总是会受到重视。这也涉及天然自治等级和日常生活方式等级。

最后，国际健康组织是工业化时代和帝国主义世界大流行病的产物。控制货物和人员、士兵和朝圣者自由流动，以避免在世界范围内出现健康风险，这是很有效的。传播路径与交通线路是完全一致的。我们的主要任务在于，保护这些线路免受健康风险，使国际交通得以继续维持。这一切肯定会发生，而涉及的国际组织并不会获得干预主权国家内部组织的权利。参与讨论的主权国家一直在阻止这一点。最终，干预权利间接地通过一个配有隔离检疫站点的监管和报告系统得以在国际交通的要隘施行。作为国际行动和国际法规定的机构，世界卫生组织的工作可以被视为模范，并继续面临着大量的任务，包括健康问题研究以及国际规则和标准的设置，例如对疾病病原体和疾病实体的清楚确认（在非典和新冠病毒的例子中这一点很重要），甚至还包括世界范围内的救治和灾难援助。

参考文献

《对一个果壳的观察：科学、医学、知识和历史》(De Sio, Fabio / Fangerau, Heiner: The Obvious in a Nutshell: Science, Medicine, Knowledge, and History. Berichte zur Wissenschaftsgeschichte 42(2/3), 2019, S. 167–185)

《德国医学史：19和20世纪有组织的职业和健康政策》(Jütte, Robert: Geschichte der deutschen Ärzteschaft: organisierte Berufs- und Gesundheitspolitik im 19. und 20. Jahrhundert. Köln: Dt. Ärzte-Verl. 1997)

《健康科学史》(Labisch, Alfons/Woelk, Wolfgang: Geschichte der Gesundheitswissenschaften. In: Hurrelmann, Klaus/Razum, Oliver H. (Hrsg.): Handbuch Gesundheitswissenschaften. 6. Aufl. Weinheim/Basel: Beltz-Juventa 2012, S. 55–98)

《德国的公共卫生——架构、发展、全球挑战》(Nationale Akademie der Wissenschaften Leopoldina/acatech – Deutsche Akademie der Technikwissenschaften/Union der deutschen Akademien der Wissenschaften (Hrsg.): Public Health in Deutschland – Strukturen, Entwicklungen und globale Herausforderungen. Halle/S.: Leopoldina 2015): https://www.leopoldina.org/uploads/tx_leopublication/2015_Public_Health_LF_DE.pdf（访问日期：2020年4月19日）

《医学与公共健康：草案、参与者、视角》(Schmiedebach, Heinz-Peter (Hrsg.): Medizin und Öffentliche Gesundheit. Konzepte, Akteure, Perspektiven. Berlin: De Gruyter Oldenbourg 2018)

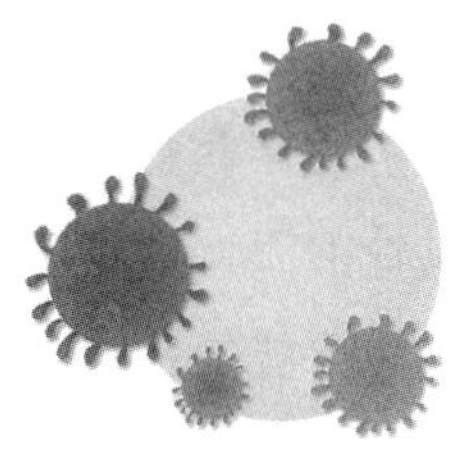

第 7 章

新型流行病的传播与防御

我们对人类的重大流行病进行了历史回顾，它们所产生的持续影响痕迹至今仍留存在我们的文化记忆和医疗体系中。我们已经讨论了人类生活中的自然基础，展示了公共卫生服务的行动方案。我们尝试以历史性和系统性为基础，从生物学和社会的角度理解这种新的流行病。

我们思考的出发点在于，人类必须为这种流行病在未来短时间内的再次暴发做好充分准备——最近几十年的大流行病自身便足以说明问题。例如奥勒斯（Aules）等人所从事的针对新发和复发流行病地图的研究工作。①

工业化时代可怕的全球性传染病是鼠疫和霍乱：鼠疫仍一

① 参见《最近的历史告诉我们如何应对新兴传染病疾病威胁》（Paules, Catharine I./Eisinger, Robert W./Marston, Hilary D./Fauci, Anthony S.: What Recent History Has Taught Us About Responding to Emerging Infectious Disease Threats. Annals of Internal Medicine 167(11), 2017, S. 805 - 811）。

如既往地存在于中亚大草原或美洲平原。全世界范围内每年报告的鼠疫病例有几千例，这是否会发展为新的鼠疫大流行呢？答案是不会。人类会通过持续性的流行病监控及监测迅速隔断和处理可能发生的鼠疫传染，消除可能的感染群——并在上述的统计监测、制度内的个人自由以及自我控制之间保持平衡。

霍乱依然在印度次大陆和非洲的个别部落中肆虐。这是否会发展为霍乱大流行呢？回答是肯定的。自 1961 年至今，有史以来持续时间最长的霍乱流行主要发生在中南美洲、中东和南非。海地也应载入霍乱流行史册。2010 年海地大地震之后，霍乱在那里大暴发——传染源来自尼泊尔派出的联合国士兵，他们似乎是“沉默的携带者”，即无症状细菌携带者。然而，真正的霍乱是因震后供水不足而引起的，同时也是由于海地不完备的医疗保健系统未能在流行病暴发早期对其进行有效干预和控制。这一系列和霍乱暴发类似的流行病必然会导致自然灾害与公共秩序的崩溃，造成与战争类似的灾难性后果，甚至是政府统治地位的丧失。

据说，一种严重的疾病会揭示一个人的性格，而一场流行病则揭示了一个社会的性格。鼠疫或霍乱等传统流行病不应再次发生，但当它们确实发生时，我们应当具备足够的知识进行应对，至少能够解释其传播过程并在理论上对其加以控制，即使国家机器在实际情况中失效或根本不存在。然而，一种至今仍然未知的新型流行病明显会令一个社会或一个国家的价值观经受严峻的考验。目前我们可以观察到伴随新冠病毒大流行而来的一系列问题。针对病原体的生物学和人类致病性的问题很快便会引发社会问题。人的生命价值几何？它在评估一个人是年老、年轻、健康或是生病方面起着什么作用？我们拥有怎样的医疗基础设施？我们需要为永久性的公共卫生保健支付多少费用？一个民主国家能够在多大程度上容忍对个人自由的干预和限制？

“新发传染病”

从 20 世纪的经验可以得出结论：“新发传染病”是可以被战胜和抑制的。为了追踪新的感染，必须明确该疾病的生物学传播途径、引发的具体病症表现，以及国内和国际所要求的相应处置措施。据我们目前所知，过去几十年来在德国暴发的某些流行病和大流行病具有以下自然界来源：

- 导致儿童瘫痪的人类脊髓灰质炎病毒：肠病毒的一个亚种，其天然宿主是人类和其他灵长类动物，通过接触传播。根据以上关键标准，这种传染病是可以根除的。一段时间以来，世界卫生组织已经制定了一项针对脊髓灰质炎病毒的根除计划。然而，这项工作尚未完成，主要是因为在实施疫苗接种方案方面存在一定的组织和政治问题。
- “亚洲流感”的致病病毒甲型 H2N2 流感病毒：1957—1958 年由禽流感病毒和人类病毒结合形成。
- “香港流感”的致病病毒甲型 H3N2 流感病毒：由一种禽流感病毒和流感病毒混合而成的病毒，已证实的传染途径是从猪到人。

- 艾滋病病毒：宿主似乎是中非的猴子。这种病毒可能是20世纪初通过食用猴肉传染给人类的，并在人类身上发生变异，从对猿类具有致病性的病毒变异为人类致病性病毒。
- 导致2002—2003年非典大流行的SARS病毒：这种病毒的宿主可能是猫，也可能是蝙蝠。该病毒向人类的过渡是由食用动物引发的，也可能是由于人类与动物排泄物的直接接触。
- “猪流感”病毒，通常是甲型H1N1流感病毒：2009—2010年暴发，由不同成分的病毒组成，这些病毒存在于猪的体内，但不会引发猪的感染。这种混合病毒在人与人之间传播，病毒起点可能是墨西哥的猪，感染直接发生在猪和人之间。
- 埃博拉病毒：会造成一种威胁生命的出血热疾病，所幸尚未在德国出现。埃博拉病毒的自然宿主可能是蝙蝠或果蝠，传播途径尚不完全清楚。上述动物在疫区被当作日常肉类食用，因此至少有一种理论认为，食用这些动物加速了病毒向人类的传播。
- 中东呼吸综合征冠状病毒（MERS-CoV，简称MERS病毒；自2012年以来已知）和地中海地区中东呼吸综合征流行病：通过冠状病毒传播，自然宿主和中间宿主分别为蝙蝠和单峰驼。该病毒主要通过人类与骆驼的密切接触进行传播。
- 寨卡病毒（Zyka）：与登革热病毒和西尼罗河病毒有关，

流行于非洲和东南亚，自2015年以来在拉丁美洲也非常普遍。报道称该病毒会使受感染孕妇的胎儿受损，使得该病毒广受关注。这种病毒由伊蚊属的蚊子传播。

关于“新发传染病”的产生和传播存在各种各样的理论，所有这些理论都与人类、动物，以及基因和环境之间的关系有关：

- 生物体的基因组可以通过突变或基因转移而改变，这也可以改变双方的致病性：它可以变得更强，也可以变得更弱，就如2003年的非典病毒一样。
- 已知的病原体会转移至新的宿主或新的区域。
- 存在媒介、中间宿主或由宿主征服的新生存空间，例如蚊子传播疾病。
- 古老的栖息地以及传统的动植物生产方式被人为改变，疾病的传播路径也由此被打开或关闭。除了大量其他例子之外，最引人注目的是人类对原始热带雨林地区的破坏，这为病原体或传播者创造了新的相遇机会。
- 气候变化还将带来新的流行病，例如为病媒生物开辟新的栖息地。寨卡病毒和登革热病毒的携带者亚洲虎蚊，现在也蔓延到了欧洲。

此处尽管只列举了一小部分关于人类、动物、基因和环境等之间的关系，但以上清单具有重要意义。总而言之，从威廉·麦克尼尔、戴蒙德等人的研究中可以明确的是，人与动物的紧密共存已经引发了许多新疾病的出现。今天，我们必须认识到，亚热带和热带贫困地区的动物繁殖、人畜共存、农业生产等都在制造新的病原体。这些新的病原体正在当地和地区之间传播。在一个全球化程度较低的世界里，由于缺乏传播机会，许多类似的传染病能够得到控制，或在流行之初便被扼杀于萌芽中。然而，随着国际空中交通的不断发展，病毒及病原体会在尽可能短的时间内传入各大洲。

大流行病预案

在过去的20年中，人们已针对上述新的病原体制定了大流行病预案，尤其是在对新的重大流感大流行担忧的背景下。在1918年、1957年和1968年的流感大暴发之后，总会出现各种各样的病毒传播场景和可能的遏制措施。计算机模拟技术很早便已应用于流行病预案，至少出现了计算机游戏《瘟疫公司》（*Plague Inc.*）。这款于2012年首发的战略游戏要求玩家将选定的病原体散布至世界各地，制造超级瘟疫，最终毁灭人类。该游戏中的病毒生长、病原体改变和传播皆与流行病模型密切相关。

美国疾病控制与预防中心于2000年发布了FluAid 2.0程序，作为针对医疗专业人员的免费软件，它是首款用于大流行病预案的计算机模拟程序。该软件使得地方卫生部门可以根据本地数据、预期病患数量、住院人数和死亡人数进行模拟，并在此基础上规划医院床位、护士及医生等的数量。也可以借助这个软件来预估一场大流行病会令基本国民经济付出的代价。①

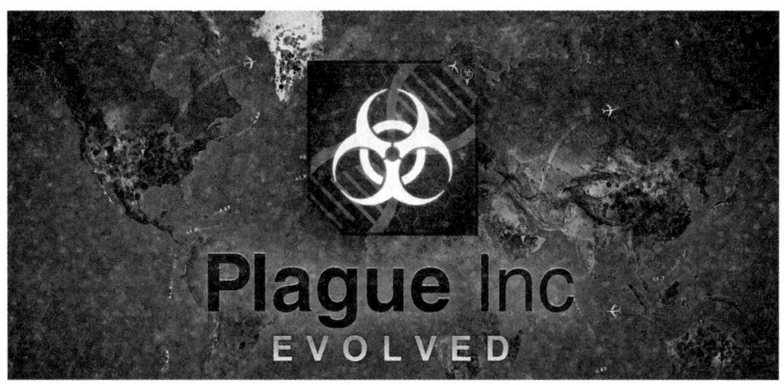

图7-1 计算机游戏《瘟疫公司》

除此之外，德国的罗伯特·科赫研究所自2005年以来一直致力于制定国家大流行病预案，该计划主要依托世界卫生组织1999年以来以最新形式公布的一项示范计划，旨在应对即将到来的流感大流行。大流行病预案的目标是，通过制定针对大流行病的准备工作以及在发生流行病时应采取的措施：

- 降低全体居民的发病率和死亡率；
- 确保病患得到照顾；
- 维持基本公共服务；
- 向政治决策者、专业人士、公众和媒体提供可靠和及时

① 参见《流感大流行预案的可用性FluAid 2.0》（From the Centers for Disease Control and Prevention. Availability of influenza pandemic preparedness planning FluAid, 2.0.. JAMA 284(14), 2000, 1782）。

的信息。[①]

这个非常具体的计划已经列出了在新冠肺炎大流行中已有的和即将实施的所有措施。这些措施包括密集监测、永久性风险评估、关于行为措施（洗手）的信息以及减少接触的措施。例如“将确诊患者排除在社区机构之外、隔离确诊病人、隔离相关医疗区域的病人、暂停群众性活动、关闭社区机构”，以及对疾病密切接触者采取后续行动、增强治疗能力和社区援助等。

因此，我们在新冠肺炎大流行中正在经历的任何公共卫生措施都不是意外的或新的发明创造。此次大流行的规模和强度令人惊讶，但在大流行肆虐之前，我们其实已对一切进行过考虑和讨论。最终目的是评估大流行结束后应采取的措施，评估疫情发展情况，然后针对未来的流行事件优化大流行病预案。因此，从本质上讲，大流行病预案也有一部分是历史的产物。

目前，在医院资源短缺情况下进行部分优先级治疗的医学辩论也在设想之中。鉴于目前的国际流行病预案，匹兹堡医学中心流感专责小组分诊审查委员会的两名成员已在 2008 年发表了一份伦理辩论概述，以及针对应对灾难性事件的建议。[②] 正如在流行病背景下使用的许多隐喻一样，“分诊”（Triage）一词来源于战争语言，是一种军事医学术语，一旦涉及大流行病，其语义便会转移至民事场合。“分诊”一词来自法语，意思是“分类”。在此

① 罗伯特・科赫研究所（RKI）2017 年大流行病预案：https://www.gmkonline.de/documents/pandemieplan_teil-i_1510042222_1585228735.pdf（访问日期：2020 年 4 月 19 日）。

② 参见《流感大流行时的分诊伦理》（Tabery, James/Mackett, Charles W.: Ethics of Triage in the Event of an Influenza Pandemic. Disaster Medicine and Public Health Preparedness 2(2), 2008, S. 114 - 118）。

情况下，它被应用于根据不同的紧急程度对患者进行分组治疗的过程，这很重要——在资源短缺情况下应该提供具有不同优先级的治疗条件。在最坏的情况下，这可能意味着那些原本会受到照料的人将无法获得帮助并因此丧生。哪些标准适用于这种分诊制度以及应由谁确定这些标准，是一个医学伦理问题。

如果在个人福利和社会福祉之间进行权衡，那么我们此前讨论过的医疗实践标准就存在风险。在公共卫生领域必须采取一种折中的方法，在平衡的状态下最大限度地提高公共卫生水平，同时尽可能降低个人负担。当前存在的诸如呼吸机等医疗资源稀缺的问题，可能会导致这样的情况出现：必须决定由哪一位病人来接受稀缺的医疗资源。这是一种医疗和社会福利，必须相互平衡。医疗福利旨在改善患者的健康，而社会福利则旨在实现社会福祉的最大化。

上述匹兹堡医学中心流感专责小组分诊审查委员会的两名成员在此将“广义”理解与“狭义”理解区分开来：根据广义的理解，一个人的“社会价值”是独立于大流行事件之外的；狭义的理解概念与此相反，是指仅仅在大流行病状态下才能产生的社会利益。尽管“广义”理解下的分诊存在很大的社会性问题，但大流行可能会导致这种情况，即决策者和实际操作者会仔细考虑某个特定个人的生存是否有助于更多人的生存。一个具体的例子是：在一个人身上实施治疗是否有意义，取决于这个人康复后能否为许多其他病人的健康做出贡献。

其背后潜在的正义问题可分为功利主义和平等主义。功利主义的方法遵循最大化原则，确保最大数量的人生存。这也意味着应该首先治疗那些在康复后能够以滚雪球般的方式拯救其他人的病人。最终如何做出决定，在很大程度上取决于环境和文化。此外还存在一个问题，即医生们如何在不确定的情况下考虑自己的治疗行为。至少在德国，存在一个涉及伦理和法律的平等条款，根据该条款，任何人都不应因社会地位、性别、宗教、年龄等受到歧视。每个生命都是平等的。这意味着在决定资源分配时应当仅仅依据医学标准，诸如治疗方案和目标（或实现的概率）。此处遵循平等主义的方针。

如果这样的优先级决策已经非常困难了，那么在随后需要撤回已经开始的干预措施时，问题就更大了，例如为了让其他人受益而关闭呼吸设备。这是一个很难处理的临界状态，而且很难进行合理的解释，只要呼吸机仍处于有意义的治疗目标中。同样，每个生命都值得拥有相同的生活，生命之间无法相互权衡。在这种背景下，许多专业协会和诊所临时采用的优先分配资源的指导方针和建议既不是原创性的，也不是毫无问题的。他们试图使不平等正式化，但至少，《德意志联邦共和国基本法》是以绝对平等为前提的。

德国预防感染法案

《德意志联邦共和国基本法》和其他联邦法律并没有为当前的政治行动提供绝对无可争议的指导方针。《德意志联邦共和国基本法》所载的某些基本权利可以因疾病立法而失效，这似乎是自相矛盾的，同时也可以理解。1968 年颁布的《紧急状态法》为限制基本权利，尤其是为生命权和人身完整权的论证性保护提供了依据（第二条第 1 款）。未感染者应该在面临可能的感染风险时受到保护，最终所有公民的自由权利都可能受到限制。

早在 1900 年，德国便已制定了《帝国疾病法》——它源于罗伯特·科赫的发现和建议，主要针对当时猖狂肆虐的流行病（霍乱、伤寒等，请参阅上文）。1961 年，上述法案在德意志联邦共和国被《德国联邦流行病防治法》取代，新的法律规定了对私人住所不可侵犯性的限制以及对行动自由、强迫安置、侵犯邮政保密和人身完整权利的限制。例如，《明镜周刊》对该法案发表评论，指出法律的适用范围也涵盖了“疑似感染者”，并可能会剥夺其基本权利。“被认为是潜在革命者的病人”将被“与暴力罪犯相提并论”。①

2001 年，《德国联邦流行病防治法》被《德国联邦传染病防治法》取代，②该法同样在很大程度上干扰了《德意志联邦共和国基本法》所规定的权利。结社自由、人身自由、邮政保密、行动自由、自由执业——所有这些权利均可受到限制。罗伯特·科赫研究所已被指定为“预防传染病和及早发现、预防感染扩散的国家机构”。③在联邦共和国的联邦系统中，联邦和州的法律和条例在流行病预防保护方面相互竞争，各州基本上根据州当局（如卫生当局）通过成文法令的从属原则，行使其在公共卫生事务中的权限。最终，由联邦州和地方当局决定在大流行病时采取哪些措施进行防疫，虽然这些措施的法律依据来自联邦政府。

---

① 参见《因怀疑而来的疾病》（Krank auf Verdacht. Der Spiegel 22.06.1960, S. 15f）。

② 参见《感染保护法十一年：回顾与展望》（Eckmanns, Tim: Elf Jahre Infektionsschutzgesetz – Rück- und Ausblick. Krankenhygiene up2date 7(2), 2012, S. 107 – 118）。

③ 参见《感染保护法》（Infektionsschutzgesetz §4, Absatz 1）：https://www.gesetze-im-internet.de/ifsg/index.html（访问日期：2020 年 4 月 20 日）。

我们能够在慢镜头中对新冠病毒进行观察，梳理过去50年中制定的大流行病计划和法案是如何开始发挥作用的，先前的医学、法律或政治学讲座场景为基于疾病法案发生国家政变的黑暗景象提供了现实材料，然而目前尚未出现任何国家政变。相反，联邦原则似乎起到了辅助和平衡作用，特别是考虑到与新冠肺炎相关的诸多不确定性。截至2020年复活节，我们对该病毒再次进行了总结，以展现其与先前所记录的路径和模式的适应程度。

新冠病毒和新冠肺炎

新冠病毒属于SARS相关冠状病毒组。冠状病毒引发了2002—2003年那场当时我们并不了解的非典疫情，全世界约有800人因此丧生。全球8100名感染者中有4000人可以追溯到一个“超级传播者”。冠状病毒还引发了2011—2013年的中东呼吸综合征疫情，令2500人患病，860人死亡。此次的新冠病毒立即得到全世界关注的原因就在于SARS疾病的高传染性和高死亡率，以及这些SARS变种之间的密切关系，尽管起初它们并未引起人类的足够重视。

直到2020年复活节，该病毒的族谱及其分子遗传变异才被完全研究清楚。分子生物学研究表明，新冠病毒可能于2019年11月形成。在此期间，病毒已经开始在人与人之间传播。目前尚不清楚新冠病毒的主要宿主和潜在的中间宿主。SARS病毒的自然界来源是哺乳动物和鸟类，蝙蝠和穿山甲也在考虑之列。蝙蝠体内的SARS病毒无法穿透人体细胞，但穿山甲体内的病毒可以做到。新冠病毒可能是两种病毒的重组，这种重组可能超越了物种限制而对其他物种致病。似乎人类的宠物，尤其是猫也可以携带这种病毒，正如哺乳动物相关报道中所描述的那样。

如果新冠病毒感染人类并可能引发新冠肺炎，这些迹象意味着什么？我们想再次指出，不仅是这种病毒，还有许多由该病毒引起的疾病尚未完全为人所知。许多悬而未决的问题需要在接下来的几个月内才能解决，或者甚至在今后的几年内才能够得到答案。因此，个人和公共卫生系统层面针对该病毒的防治措施是以一种马赛克拼图式的不完全认识方式逐步实现的。[①] 自 2020 年 1 月以来，新冠病毒已在世界各地得到多个学科的研究：病毒学、流行病学、肺病学、重症监护医学和医学史，也与之前的流行病进行了比较。根据研究结果，人们得出了健康防护措施的新结论。

了解病毒的繁殖周期对于开发可能的治疗方法和疫苗至关重要。医药产品和疫苗可用于将病毒附着到宿主细胞，在细胞内外的不同位置去除不断复制的病毒。在这里解释分子的细节远远超出了我们的专业知识，互联网能够提供足够精确的信息。治疗药物和疫苗血清在有效性、数量和适用性方面的时效问题，对于采取预防措施所需的时间而言非常重要。从分析病毒、确定合适的攻击点或抗原、动物测试、自愿实验、授权批准程序直到大规模生产，开发出特定的新型治疗剂或疫苗血清通常需要 10 年时间。根据相关历史经验，即便是通过分子生物学进行研制，也不能排除药物和疫苗血清造成严重事件的可能性。人类在尝试研制抗结

---

① https://www.theeuropean.de/paul-robert-vogt/coronakrise-falsche-politik-hat-die-pandemie-nach-europa-gebracht（访问日期：2020 年 4 月 20 日）。

核疫苗方面曾经历种种挫折，例如20世纪30年代发生在德国吕贝克的致病性结核杆菌和减毒卡介苗的误用，导致当时77名儿童死亡。1955年，在开发脊髓灰质炎疫苗的过程中也发生了一次事故，即以该公司名称命名的所谓卡特事件：美国加州伯克利卡特实验室制备了灭活不够彻底的脊髓灰质炎疫苗。

因此，人们越来越关注针对SARS病毒、MERS病毒、艾滋病病毒，或其他经批准和测试的病毒制剂和疫苗的二次使用或扩大适应证，及其用于治疗新冠肺炎的可能性。二次使用也会涉及风险，后来就有传言称，抗疟疾等众所周知的治疗措施似乎对新冠肺炎行之有效。

尽管尚不能确定，已经被治愈的新冠肺炎病人能否对再次感染免疫，但还是存在这种希望，即大量的感染治愈者能够增加无法传播疾病的人数。如果一定人群中存在足够数量的免疫人群，病毒就不能再在此处传播。所谓的群体免疫可能会阻止病原体找到足够多的新受害者，使其在个体感染之外进行传播。群体免疫取决于诸多因素：人口、环境、病原体、传播途径、可能的疫苗、基础设施和许多其他因素都在考虑范围之内。这就是群体免疫因疾病而异的原因所在。对于新冠病毒和新冠肺炎来说，群体免疫率目标为60%～70%；在没有明确研究的情况下，这仅仅是一个估计值。

接下来的问题是，鉴于新冠病毒未知的毒力、传染性（可转移性）、重复繁殖率、坚韧性、潜伏时间和潜伏期、可能发生的感染人数和尚不可知的无症状感染者的数量，必须将其设置为一个疾病控制系统，直至群体免疫实现。有多少人感染，多少人病情严重必须住院治疗，多少人需要呼吸设备和重症监护，多少人死亡？如果我们任由其发展会怎么样，什么样的措施能带来什么样的结果？获得性免疫力能够持续多长时间？这种病毒是地方性流行吗？

实际测试中的病例对比研究

新冠肺炎在中国暴发之后，全世界都在关注这个国家发生的一切。一场大戏在中国上演，向全世界提供了应该做什么和不该做什么的模型。全世界在不同的地点，同样的时间，观看同一场剧，其场景已经在许多大流行预案中上演和模拟。新冠病毒在全球范围内蔓延之后，许多国家的实例都表明，在人类对迫在眉睫的危险做出不同的反应方面，自然和文化具有导向作用。尽管听起来可能令人悲伤，但这是一种同步进行的国际病例对比研究，得出了流行病中不同公共卫生保健服务的“结果”。

基于上述已经阐明的知识，新冠病毒于 2019 年 11 月在中国武汉出现并在人与人之间传播。在已知的感染时间点之后，该病毒于 2019 年 11 月下旬和 12 月初开始在城市和地区间传播。根据已知的病毒基本繁殖率以及未知的感染人数，新冠病毒在疫情信息尚不明确的早期阶段迅速铺开。

在中国，病人的救助点是医院。2019 年 12 月底，当武汉及周边地区的几位医生注意到一种类似非典的肺部疾病正在慢慢增多时，新型冠状病毒一定早已广泛传播。这种与非典类似的大流行疫情于 2019 年 12 月 30 日—31 日上报至世界卫生组织驻中国办事处。武汉的活体动物市场于 2020 年 1 月 1 日关闭，武汉于

2020年1月22日封城。截至2020年1月25日，中国境内确诊1300例，死亡41例。封锁和控制措施已大大加强。据当地政府称，至少有500万人在武汉封城之前离开了该地区。这使得病毒在武汉市、湖北省以及湖北以外的整个中国（广东省、河南省、浙江省、湖南省和其他省份）传播，也出现了国际性传播。2020年1月30日，世界卫生组织宣布新冠病毒疫情为“国际关注的突发公共卫生事件”：当时的全球感染人数为1万人。2020年2月28日，世界卫生组织将本次疫情的全球传播风险和影响风险级别由“高”上调为“很高”，中国的新冠肺炎确诊病例达7.9万例，死亡人数为2790人。中国境外的确诊病例为4700例，其中67人死亡。以上数据足以构成新冠病毒和新冠肺炎的编年史。电子媒体和高品质的出版物中也包含有足够的图像、表格和地图资料。

新冠肺炎在德国

德国最初的反应非常谨慎。《德国联邦传染病防治法》为我们提供了政策理论上的准备，但并未得到突出重视。在中国发生的一切只是晚间新闻的看点而已，只有那些在中国有家人和朋友、在中国经商或是工作的人才能感到一丝真切。德国被认为对疫情进行了充分准备，却一再保守退缩。早期争议的焦点在于，预期的防疫措施是否足够或者过分。

病毒学家德罗斯滕（Christian Drosten）在2020年2月27日的电视讨论中唤醒了许多德国公民，他说：“这次讨论让我越来越平静。这是在没有问题的地方寻找问题。”讨论德国是否做好准备的问题纯粹是资源浪费。“我们应该扪心自问，我们究竟想为什么做准备。”毕竟，这种大流行持续两个月抑或两年有着巨大的区别，“情况会很糟糕”。[①] 对政治和权威当局的指责将是徒劳的，因为遏制和抗击大流行疫情主要靠即兴发挥。

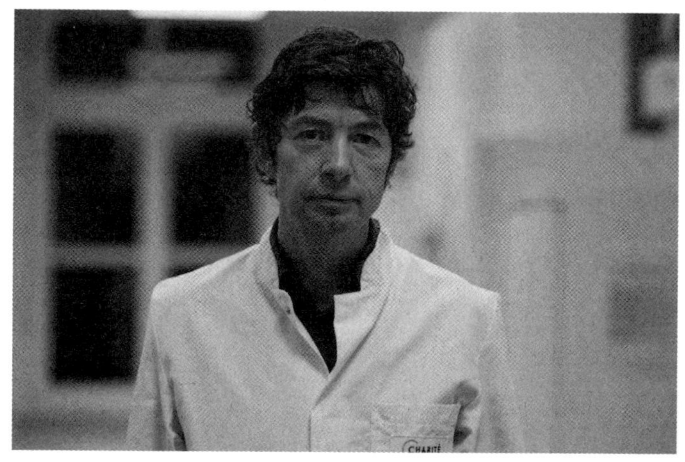

图 7-2 德国病毒学家德罗斯滕

在这一点上，之前关于急性病例讨论的论点变得非常明确：我们已经在公共卫生安全领域概述了医疗行动的基本条件，同时也面临着未知的威胁。鉴于新冠病毒的生物学特性（目前尚不完全清楚），以及从流行病学（如群体免疫）综合的数据和因素可以确认，在短短几周内，德国在最坏的情况下（当然不知道还有

① https://www.zdf.de/politik/maybrit-illner/coronavirus-ohne-grenzen-wie-gut-ist-deutschland-vornahm-sendung-vom-27-februar-2020-100.html（访问日期：2020 年 4 月 17 日）。另请参阅德罗斯滕的博客 https://www.ndr.de/nachrichten/info/podcast4684.html（访问日期：2020 年 4 月 26 日）。

多少轻度或尚未确诊的病例）将会有4900万人（占人口的60%）感染，其中报告病例数为3400万人（占感染者的70%），700万重症病例（占感染者的15%），250万呼吸极度困难病例（占感染者的5%），死亡人数为49万～150万人（占感染者的1%～3%）。我们应该怎么办？如何延缓病毒感染？如何防止医疗防疫体系崩溃？

对公众批评的批判在这里是适当的。毋庸置疑，公共措施也会被公开讨论，这尤其适用于包括新冠肺炎在内的流行病时期。与此同时，福柯以及许多后继者和反对者也在讨论权力结构的必要组成部分。这里的问题在于：话语如何适应人们的行为？在媒体上以及部分以公开备忘录形式发布的专业性讨论中有一种声音，即目前的信息封锁并无科学依据。德国的流行病政策是以无效指标为基础的，著名卫生学家的论文如此，奇怪的是，那些负责卫生管理官员的论文也是一样。[①] 因此，有必要进行广泛而系统的研究，当然这至少需要几个月时间才能完成。

要求进行具备条理的方法论研究是正确的。但首先，这项要求没有实际意义，因为数据根本不存在，同时也由于病毒的未知反应而无法获得数据；其次，医生尤其是急诊医生，必须在紧急情况下做出明智决定，即使不是完全清楚状况也得采取行动。患者不想听到某位医生正在从事一项研究。公共卫生决策者也必须做出类似的决定，尽管情况还未得到完全解决。公众不能一直等待相关研究的结果。因此，批评家们指责那些坐在实验室、办公

---

① 例如Schrappe，Matthias等人关于SARS-CoV-2 / Covid-19引发大流行的论文（2020年4月5日）：http://www.zvfk.de/uploads/Thesenpapier_zur_Pandemie_durch_SARS-CoV-2_Covid-19.pdf（访问日期：2020年4月20日）。

室或者安静房间中思考可能发生什么事情的批评者，认为他们并不能决定什么。作为疾病政策的基础，全面的流行病学研究和临床研究是必要的；但目前的状况是，这些研究只有在流行病结束后才能大规模进行。

自2020年2月底以来，疫情一直迅速发展：人们在公共场所需要保持安全距离，幼儿园和学校停课，3月22日起德国各联邦州（如巴伐利亚州）和某些市镇（如海因斯贝格县）颁布接触禁令和出境限制，下令宵禁。经济、贸易和改革在很大程度上陷入停滞，整个国家跌落至令人难以置信的静止，幸好这种状况被阳光明媚的春天所打破。事实上，如果经济发展倒退，许多人的生计将受到威胁，人们会陷入孤独和恐惧之中。国家对经济发展及消费的促进、推动达到了前所未有的程度，这将有助于减轻最严重的后果。然而这些措施在大流行结束后是否会发挥作用，现在尚不确定。与此同时，如此严重地干涉公民的生活和权利是否合理，目前仍存在激烈争议。在4月9日，即2020年复活节前夕，罗伯特·科赫研究所所长威勒（Lothar Wieler）说："不能真正地对疫情报以乐观期待。"[①]很明显，这些措施首先产生了积极效果，人们也并没有预期旧秩序将迅速恢复。

国家应对措施

新冠病毒感染者的国际统计数据反映出不同国家防御策略的

① https://www.welt.de/politik/deutschland/article207160681/RKI-mit-Zahlen-zu-Coronavirus-Von-Entspannung-kann-man-nicht-ausiegen.html（访问日期：2020年4月20日）。

差异：2020年4月11日美国累计确诊病例为50.1万例，德国12.2万例，奥地利1.4万例，韩国1.05万例。4月9日，意大利死亡率为12.6%，英国11.5%，西班牙和法国近10%，全球死亡率5.8%，德国2%，奥地利0.025%，韩国0.02%。[①] 对这些数据的比较能够带来类似竞争的思考：有哪些不同的防疫措施？如何得到最好的结果？什么样的社会成本和经济成本已经并将会和不同的战略联系在一起？

西班牙或意大利等新冠肺炎疫情最严重的国家，只能在配备呼吸机和重症监护设施的基本供应等方面有条件参与比较，这点毫无疑问。在这里，我们只对美国、奥地利、韩国和德国著名的海因斯贝格地区的新闻情况做一个典型的、非常简单的分析，因为这些国家和地区至少乍一看，几乎都采用了类似的措施应对大流行，同时也收到了类似的防疫效果。

在美国，时任总统特朗普首先拒绝了应对新冠病毒特别小组所有专家的建议。这些专家的代表之一是福奇（Anthony S. Fauci），他在人类对艾滋病研究的早期阶段就被公认为全球公共卫生和疾病控制方面的顶级专家。福奇在全球范围内获得了45个荣誉博士学位，至今已经服务了6届美国总统：从罗纳德·里根、老布什、比尔·克林顿、小布什、巴拉克·奥巴马到唐纳德·特朗普。早在2017年，福奇便与其他人共同发表了一篇富于远见的论文，题为《论近代历史教训中的新兴传染病线索》。[②]

---

① https://de.statista.com/statistik/daten/studie/1103785/umfrage/mortalitaetsrate-des-coronavirus-nach-laendern/（访问日期：2020年4月20日）。

② 参见《论近代历史教训中的新兴传染病线索》（Paules, Catharine I./Eisinger, Robert W./Marston, Hilary D./Fauci, Anthony S.: What Recent History Has Taught Us About Responding to Emerging Infectious Disease Threats. Annals of Internal Medicine 167(11), 2017, S. 805 - 811）。

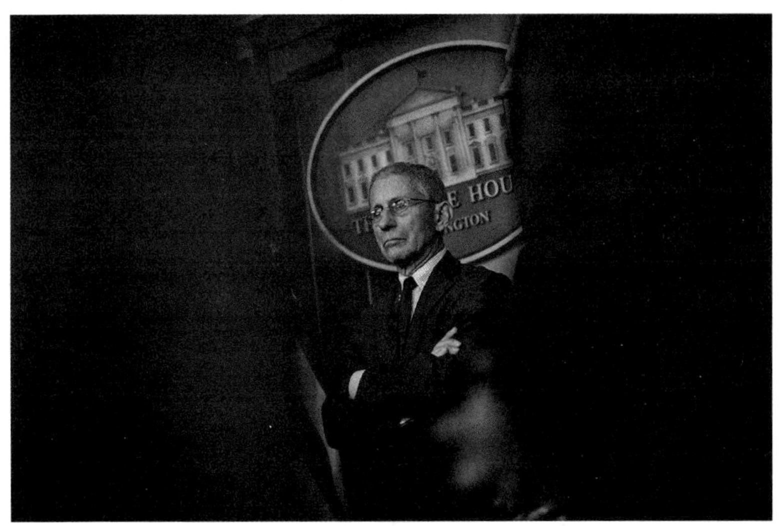

图 7-3　在美国，特朗普拒绝了应对新冠病毒特别小组所有专家的建议，这些专家的代表之一是福奇

福奇是少数敢于纠正特朗普言论的专家之一，因此所谓的社交媒体经常对他进行诽谤和诋毁。许多国际医学专家呼吁加强与中国合作。[①] 在长期否认疫情危机并要求媒体不要传播坏消息之后，特朗普已经开始领导抗击疫情，然而，真正的参与者是各个州长和市长。由于公共社会福利资源的匮乏、资本主义医疗体系的弊病以及医院设备短缺，许多美国人在急需医疗保健时陷入贫困。甚至在患病之前，美国公民就已经受到贫困的威胁，一些人由于社会停滞而失去了收入来源。特朗普承诺向每个美国人发放 1200 美元，并启动了一项约 2 万亿美元的紧急经济援助计划。截至

① https://www.wsj.com/articles/u-s-foreign-policy-experts-call-for-cooperation-with-china-on-coronavirus-11585926082（访问日期：2020 年 4 月 20 日）；https://www.nytimes.com/2020/04/11/us/politics/coronavirus-trump-response.html（访问日期：2020 年 4 月 20 日）。

2020年复活节，美国新冠病毒感染人数居世界之首，感染人数约占全球总感染人数的三分之一，死亡人数占全球新冠死亡人数的20%，而且仍处于上升阶段，还没有呈现出疫情得到控制的任何征兆。

韩国是首批大规模出现新冠病毒和新冠肺炎感染的国家之一。这种状况部分是由于韩国本土基督教“新天地”教会肆无忌惮地进行无防护的大型集会，导致韩国大邱成为韩国新冠肺炎感染率最高的城市之一。在疫情暴发早期，韩国新确诊的感染人数仅次于中国，位居世界第二。韩国从一开始就放弃了对整个社会生活和个人生活的强硬干预措施：没有关闭城市，也没有实行禁足。这种策略基于快速而广泛的核酸检测。韩国是当时全球核酸检测密度最高的国家，由此可以及时准确地确定“感染病灶”，发现并切断感染链。这些都是经典的防疫监控策略，但是在实施过程中需要大量的组织工作和相应设备，例如供应充足的核酸检测试剂以及医务人员专业防护服。韩国抗击新冠肺炎疫情的一个特点在于利用互联网技术向民众公开信息，收集数据以追踪和控制感染源以及感染者。为此，来自银行、移动电话、监控摄像头等各种来源的数据被汇集在一起，以或多或少的匿名形式被汇编成文件，形成确诊病例的行动轨迹，告知公众该地区受感染患者曾经的活动范围。最终，韩国人在不依靠严格监控措施，强调公民配合的情况下，也展现出相同有效的防疫效果。大中小学停课，禁止举办大型活动。但是，公共和商业生活仍在继续。然而，韩国取得成功的基础在于政治、行政和公众之间的信任合作，以及所有收集的数据仅用于疾病控制的目的，而不会对个人安全造成持续性危害，因此公众都积极配合协助检测。

奥地利是欧洲抗击新冠肺炎疫情最为成功的国家之一，仅次于葡萄牙。不过，与韩国的防疫政策相反，奥地利迅速采取了一系列严格防疫措施，封锁该国边界和实行宵禁。在疫情暴发的早期便禁止民众进出公共场所，仅有必要的采购或专业运输等情况除外。关闭公共体育设施，社交接触应该保持在最低限度，禁止一般性集会。奥地利对与意大利、瑞士和德国的边界部分进行管控。出于对 4000 例疑似感染病例的顾虑，蒂罗尔州被严格封锁，限制进出。奥地利所有的隔离限制措施都适用于蒂罗尔州。所有景点对游客关闭，所有缆车暂停。当地大名鼎鼎的滑雪酒吧在媒体眼中已沦为欧洲新冠病毒中心。奥地利不同的确诊病例数量使得疾控工作受到质疑。2020 年 4 月 1 日—6 日，奥地利推断本国大约有 3 万人感染，而不是之前公布的 1.4 万人。这是一项涉及实际感染人数和确诊感染人数之比的研究——也是未经公开的数据，罗伯特·科赫研究所对此给出的系数为 11 ~ 20，而奥地利的系数为 3，要低得多。

自从疫情开始在德国流行以来，海因斯贝格县一直是人们关注的焦点。该地区作为德国疫情最初的暴发地和源头，现在则是抗击疫情的示范区。早在 2020 年 1 月底，海因斯贝格便发布了针对自中国返回的旅行者的建议。2020 年 2 月 15 日该地区的狂欢节游行成为疫情的另一次“爆点”，2 月 27 日有 400 人因为在狂欢节中接触感染者而进行了 14 天的自我居家隔离。2 月 28 日，海因斯贝格所有的学校、幼儿园和日托托儿所停课，而直到 3 月 16 日，全德国所有 16 个州才决定全面关闭各级各类学校。随后，德国采取了进一步针对公众防疫教育的措施，为医疗、护理等相关人员的子女提供紧急帮助，并与紧邻的荷兰林堡省达成了防疫合作协议。自 3 月底以来，已有研究人员在海因斯贝格地区开展一项模型研究。

总而言之，韩国、奥地利和德国海因斯贝格地区的抗疫行动证明了多层次医疗保健的有效性。对德国来说，联邦制显然具备灵活、区域性和地方性的卫生安全优势，并不会成为联邦中央政府实施有效干预的障碍。

参考文献

《人畜共患病：动物与人之间可传染的传染病》(Bauerfeind, Rolf u.a.: Zoonosen: zwischen Tier und Mensch übertragbare Infektionskrankheiten. 4., vollst. überarb. u. erw. Aufl. Köln: Deutscher Ärzte-Verlag 2013)

《即将来临的瘟疫——危险世界中的新疾病》(Garrett, Laurie: Die kommenden Plagen. Neue Krankheiten in einer gefährdeten Welt. Frankfurt/M.: Fischer 1996)

《外溢：世界流行病的动物起源》(Quammen, David: Spillover. Der tierische Ursprung weltweiter Seuchen. München: Deutsche Verlags-Anstalt 2013)

《病毒：瘟疫的回归》(Wolfe, Nathan: Virus – die Wiederkehr der Seuchen. Reinbek: Rowohlt 2012)

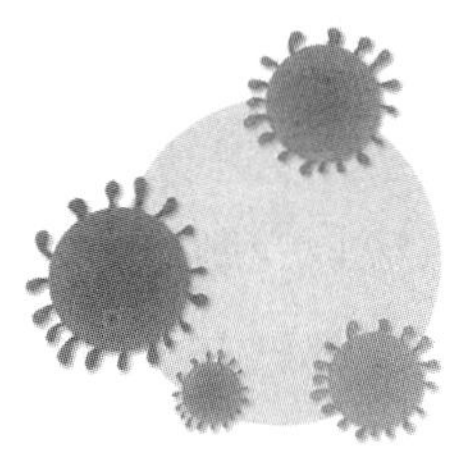

第 8 章

如何应对

自由的交通是一项巨大的财富，即便付出再大的代价，我们也不能错过它，即便封锁交通能使我们免于霍乱和许多其他疾病，我们也不能这样做。如果实施了交通封锁，当然霍乱再也不能通过这种方式传播了，但这本身将是比霍乱更大的灾难。[①]

——佩滕科弗，1873 年

佩滕科弗生活的年代正值（工业）城市和（工业）地区的卫生化时期，当时的工作重点是提前、全面规划符合卫生要求的环境，应该从一开始就清除，或至少基本消除致病条件、病菌携带者和带菌环境。经过几十年的发展，建设成了现今人们认为理所当然的卫生基础设施。这些基础设施包括两个要素：一是符合卫

---

① 参见《如何应对霍乱：面向公众的讲话》（Pettenkofer, Max von: Was man gegen die Cholera thun kann: Ansprache an das Publikum. München: Oldenbourg 1873, S. 6）。

生要求的生活环境；二是我们自己和其他人的健康行为，乃至国际保护措施（参见本书第 3、4、6 章）。

关键是，从一开始就应该控制瘟疫。各种大流行病预案和流行病防治法表明，各地至少都已有了这种防控意识。罗伯特·科赫研究所在德国广为人知，民众也知道大流行病预案。人们曾在媒体上对《德国联邦流行病防治法》及其后继法律《德国联邦传染病防治法》进行过讨论，并批评它们有可能会干预基本权利，所以这些法律绝不是不为人知的秘密。回到我们最初的问题：为什么新冠肺炎会以一种撼动德国、欧洲乃至整个世界的基础的方式威胁到我们？至少我们目前的感受确实是这样。“丑闻性疾病”或“真正的杀手”（参见本书第 2、7 章）与我们有关系吗？我们的基本论点是：本地、区域、国家和国际的社会共同生活是我们的命脉。通过当前的大流行病可以清晰地看到这一点，这种共同生活的方式也以异乎寻常的形式受到了威胁。这令我们震惊，并提出了一个问题：今后在新的瘟疫暴发期间，是否还有可能保障商品、货物、服务和人员的自由流动？

历史学家蒂森（Malte Thießen）认为，瘟疫是“所有疾病中社会性最强的”：“它们影响了整个社会，造成了集体恐慌，加剧了社会的紧张局势。”[①] 矛盾的是，瘟疫同时致力于反社会化。或者可以这样说：最邪恶的统治者也要在病毒面前屈膝投降。在早期的瘟疫暴发时，人们把精力放在对（假设的）病菌携带者的污

---

① 参见《被传染的社会：瘟疫的社会与文化史》（Thießen, Malte: Infizierte Gesellschaften: Sozial- und Kulturgeschichte von Seuchen. Aus Politik und Zeitgeschichte 65(20/21), 2015, S. 11 - 18）；https://www.bpb.de/apuz/206108/infizierte-gesellschaften-sozial-undkulturgeschichte-von-seuchen（访问日期：2020 年 4 月 20 日）。

名化和排斥上，用今天的话来说，就是增大“社交距离”。瘟疫不仅威胁人的生命，还会危及文化生活方式。它们使实践和社交生活全部落空，令人惶恐不安。在我们的文化圈中，握手是友谊与和平的古老象征。而在如今的图景中，人们保持安全距离，不再被允许握手。看到这样的场景时，我们会觉得很奇怪。近乎讽刺的是，奥地利这个于2017年立法禁止蒙面的国家首先以国家名义将口罩列为超市必备商品（同时必须说明的是，《反蒙面法》允许出于健康原因而佩戴口罩）。天主教狂欢节现在成了瘟疫的罪魁祸首，作为问候礼节的拥抱甚至亲吻导致了疫情的传播。德语媒体最近充斥着这样具有讽刺意味的报道。媒体通过把戴口罩、保持社交距离等公共卫生规范和文化特质综合在一起，塑造了这样的图景，用来贬低传统的生活方式和社交行为。

我们想要在疫情防控期间，从历史的角度梳理国家预案与干预、瘟疫事件、媒介传播、生物学和文化间的关联。即使我们在本书中提供的“实用的历史”在自然科学、经济学或社会学的对照研究的意义上没有为当下的疫情防控奠定基础，这种历史分析及其对历史的阐释也应该作为一种“预启蒙”和“再认识”的方式，用于指导当下的行为选择，解决可能隐藏在各种选择背后的问题。从这种意义上讲，本书提出的话题和措施为读者提供了思考和关注范围的建议：将来需要注意什么？在瘟疫之后如何评估当前的疫情并将其纳入大流行病预案？我们该怎样在下一场危及人类的瘟疫及其他情况中维护文化中那些重要的事情，如交往、交流和社会共同生活？

世界的演变

《世界的演变》[1]是奥斯特哈默（Jürgen Osterhammel）[2]一部著名的史学著作的标题。奥斯特哈默在这本书中描述了由18世纪后期的旧制度世界到20世纪初的工业世界的发展道路。演变周期是书中的一大主题，这些循环可以一直持续到当代。在“漫长的19世纪”和随后的20世纪前几十年间，蒸汽机、电子机械、内燃机和原子能奠定了生产和生活关系的物质基础。现在，瞬息万变的电子数据处理正在不断导致新的经济和生活形式的出现。近年来时间和空间持续被压缩，这在20世纪80年代是完全不可想象的。理论上，所有可用信息都可以借助5G技术，在以毫秒为单位的时间内同时传输到全世界。举例来说，音乐家或歌手现在可以在世界的各个角落共同向全球直播一场音乐会。

信息、交往、交流和网络是自发推进的演变的动力。世界的平衡被打破了，除了生产和劳动的分工被细化外，商品和服务的价值创造链及供应链也在同时经历全球化，即产品和服务在世界各地同步完成。现在有300多艘“巨型船”来回行驶在既定的海上运输路线和高速公路上；2019年6月，全球每天共计有22.5万架次的飞机起降记录，这是迄今为止达到的最高密度。它们都

---

① 《世界的演变：19世纪史》（Osterhammel, Jürgen: Die Verwandlung der Welt: eine Geschichte des 19. Jahrhunderts. München: Beck 2009）。本书中译本［德］于尔根·奥斯特哈默：《世界的演变：19世纪史》，强朝晖、刘风译，北京：社会科学文献出版社，2016。——译者注

② 奥斯特哈默，德国康茨坦茨大学历史学荣休教授，主要研究全球史及18世纪以来的欧亚历史。2010年，凭《世界的演变》一书获得莱布尼茨奖。——译者注

在为“准时制生产方式”[①]服务。从这个意义上讲，也可以换个角度来理解中国的“一带一路”倡议：密集且相互依存的信息、商品、货物、服务和人员流动网络已遍布在我们的日常生活中。与此同时，新冠肺炎和其他“新发传染病”也沿着这些网络传播开来。它们像 19 世纪的霍乱和流感沿着水陆商路传播那样，沿着航线传播。所以，是我们自身引起了疾病的传播——我们通过贸易和演化，开辟了流行病传播的途径！这意味着：我们可以就这一点采取措施，干预疾病的传播。还需要留意的是，“新发传染病”当前的威胁主要是病原体，它们大部分来源于人与动物的共存和我们的生产方式（参见本书第 5、7 章）。反过来，这也说明：我们不仅自己传播疾病，还会自己产生疾病。我们也可以针对这一点采取措施。

既然我们的交流文化和社会生活方式与瘟疫的出现直接相关，那么我们难道不能改变自身，永久隔离自己，重返本土经济吗？当前和过去的大流行病清楚地表明，这种想法不切实际。原因在于：无论从个体的微观角度，还是从交际社会的宏观角度来看，人类都是社会性动物，依赖于交际、联系和通往全世界的开放道路。这里可以打个医学上的比方：大脑即使受伤了，也要依赖持续不断的血液供给。所以，脑外科医生必须在止住脑出血的同时保证大脑的血液供应，否则会造成脑死亡，进而造成人体死亡。历史事件也表明：应以类似的方式预先在国内和国际确保卫生安全，以维护各个层面的全球交流进程。我们还可以利用相应的通信手段和现代数据处理技术，来建立全面的全球性健康保障

① 准时制生产指在需要的时刻，按需要的数量生产需要的产品。这种生产方式可以尽可能减少库存积压，避免生产的盲目性，有效提高企业的生产效率。——译者注

预防体系。我们应该像第一批流行病学专家收集流行病学统计数据用于健康保障那样来使用这些技术和手段。

大流行病暴发时，病原体遍布世界各地。大流行病的名字“pandemios”在古希腊语中的意思就是“涉及全民”。这意味着，阻止病原体的预案必须覆盖全球。从病原体的发源地到地球上最边缘的地方，必须建立一个全方位覆盖的保护网络。

在发源地对新型瘟疫的生物学基础的控制

新冠病毒和新冠肺炎使得人们开始关注那些早已知晓，但在危机的影响下又获得了新认识的事实。许多新的病原体源自人类和动物的共同生活。贫困、社会不平等、恶劣的居住条件、营养不良和糟糕的卫生状况等会导致瘟疫的产生。为满足市场供应而一起饲养及运输不同种类的动物，以及人与各种活着的动物在交易大厅这样狭小的密闭空间中共处，也都会引发新的病原体变种。阻止以上所有情况的发生是国家和国际的共同任务，需要耗费大量的精力和时间，而且起初可能仍然只是设想，需要几代人的时间才能使卫生条件和行为方式在日常生活中切实发挥作用。19 世纪末和 20 世纪初，欧洲在卫生保健方面的回顾性成功案例就证明了这一点。得益于他们的努力，我们才拥有了在国际上相对良好的生活条件。必须改造在中欧人看来风景如画的亚洲和非洲的市场，全球人口政策和农业政策也应关注如何改善健康问题。经济政策和环境政策亦是如此。简而言之：健康是涉及社会各个领域的价值。所有政策领域都必须意识到并重视这一价值。

到目前为止，我们还远远没有做到这一点。

对病原体和大流行病的国际防控

国际组织在全覆盖网络中承担着特别重要的任务。由于无法从根本上阻止可能引起流行病和大流行病的病原体的产生，所以需要世界卫生组织等国际卫生组织来防止它们的致命扩散。世界卫生组织从多起瘟疫的传播案例中吸取了教训，并在不同层面提出了各种举措：[①]

- 从源头上控制各种病原体：改善兽医服务、应急预案和控制活动，包括控制宿主和中间宿主动物、预防接种以及补偿受到影响的养殖户和农民；支持各国抗击动物种群中的“新发传染病”。
- 监控：加强对动物和人类的“新发传染病”的早期发现和快速反应体系建设；加强实验室能力建设。
- 迅速遏制：提供支持和培训，以便开展对动物和人类的案例和群体的研究工作，并为达到迅速遏制的目的而采取规划和检测。
- 大流行病应对准备：制定和检测应对大流行病的国家预案，实施全球大流行病应对方案，增强卫生系统能力，

① 参见世界卫生组织官网 https://www.who.int/influenza/preparedness/en/ 及罗伯特·科赫研究所 2017 年大流行病预案 https://www.gmkonline.de/documents/pandemieplan_teil-i_1510042222_1585228735.pdf（访问日期：2020 年 4 月 20 日）。

培训临床医生和卫生管理人员。

- 综合性国家预案：制定针对所有部门的综合性国家预案，为协调一致的技术和财政支持奠定基础。
- 沟通：为了支持所有这些举措，客观和透明的沟通，尤其是风险沟通至关重要。

世界卫生组织主要起了顾问的作用。应鼓励尽可能提高世界卫生组织的能力，增加其干预方式。并不仅仅是关注较为贫困的国家，还应在全球范围内建立防控机制，以便尽早发现大流行病。除了单纯的警告外，还能启动初步措施。正如多次强调过的那样，传播路径以及由此带来的国际空中交通都很重要。而我们目前缺乏在国际航空和运输路线上阻止大流行病传播的国际主管部门。因此，必须像19世纪和20世纪初在国际航线上建立国际卫生设施那样（参见本书第4章），在大型国际机场，至少在航空枢纽建立相应的早期检测和隔离的基础设施。它们的任务是在严重的全球瘟疫暴发时，防止或至少限制大流行病的蔓延。必须保证快速检测，必要的话进行疫苗接种，还要保证必要的人员和物质基础设施都是充足够用的，这是国际卫生政策的任务之一。

预防传染病的国家准则和基本决策

19世纪以来，德国在与瘟疫做斗争的过程中建立了从联邦政府到各州，乃至县和市的不同决策级别，其中大多数都被证实是有效的。我们可以使用典型仪器在全国范围内对危险的传染病进行系统和连续的监控，并采用长期、可靠的防御措施，来控制瘟疫。

一个政治问题是，对基本权利的干预可以走多远，而且仅凭怀疑和受到怀疑是否足以获得相关的立法资格。20 世纪 60 年代，《德国联邦流行病防治法》以政治形式引入了这种有嫌疑和怀疑的形象，它曾在人们的生活中起过作用。即使只是怀疑某人受到感染，人们也会对其不当行为进行谴责并予以制裁。根据海涅的记录，在霍乱大流行期间，巴黎发生过杀害疑似患病者的事件。在新冠肺炎暴发期间，“明镜在线”报道了酒吧打架和对在公共场所咳嗽的人施以袭击的行为。① 只有教育、帮助和保护才能阻止暴力侵害可疑者和相关人士的行为。有些法律会使人怀疑国家正在威胁并想要限制自由权利，可以通过政治提案、选举和参与讨论来反对这些法律。此外，在德国，联邦制限制了中央政府干预公民权利的机会。但是，德国的联邦制具有不同的行动层次和采取行动的可能性，这种制度似乎不仅在国家政策方面，而且在卫生政策方面也发挥着作用，当前的新冠肺炎疫情也证明了这一点（参见本书第 4、6 章）。

至于如何进一步应对当下和未来暴发的大流行病，专家报告、工作组或流行病评估中已经出现了富有启发性的材料。早在 2010 年，《德国医学杂志》就刊登了一个在 2009—2010 年应对过

① https://www.spiegel.de/panorama/justiz/weimar-maenner-attackierenhustenden-mann-offenbar-aus-angst-vor-einer-corona-infektion-a-b34793b1-ca2f-4760-ae1f-ac341b615264（访问日期：2020 年 4 月 17 日）。

甲型 H1N1 流感的工作组的成果，并称其为“具有开创性的有远见的批判性回顾”：[①] 这场有争议的讨论的焦点在于疫苗和疫苗供应、公共卫生结构，以及能感觉到的联邦政府和各州政府之间部分积极、部分消极的紧张关系，通常是与公众沟通的问题。罗伯特·科赫研究所发布了对这一大流行病的回顾性评论，结论是：与欧洲其他各国相比，当时德国的流感疫情发展相对较为有利，因此流感过后可以取消一些措施，“但是在进行协商和做决定时，情况并不像回顾时那样明朗”。[②] 现在我们也处于类似的不太明朗的局面中。只有在大流行病结束之后，才能说哪些措施是正确的，哪些措施是过度的。

公民防护的风险评估报告《模拟重症急性呼吸综合征冠状病毒引起的大流行病》（*Pandemie durch Virus Modi-SARS*）值得引起注意。它作为德国联邦议院的文件（编号 17/12051）于 2012 年 12 月 10 日发布，以 2002—2003 年的非典大流行病为模型，由此得出经验：SARS 病毒“迅速将各种卫生系统推向了极限”。[③] 这份评估报告在 SARS 病毒和其他由新的病原体引起的流行病的基础上，开发出了一套针对德国的方案。这套方案相当准确地描述了 2020 年 2 月德国看起来要出现的情况——但至少到目前为止这一切还没有发生，也希望不会发生：预计将在三波流行病大暴

---

① 参见《新型流感：具有开创性的有远见的批判性回顾》（Zylka-Menhorn, Vera: Neue Influenza: Kritischer Rückblick mit wegweisender Vorausschau. Deutsches Ärzteblatt 107(18), 2010, S. A-850 bzw. B-744, C-732）。

② 参见《2009 年甲型 H1N1 流感大流行的流行病学与预防感染的回顾性分析》（RKI: Rückblick: Epidemiologie und Infektionsschutz im zeitlichen Verlauf der Influenzapandemie (H1N1) 2009. Epidemiologisches Bulletin 2010(21), S. 195）。

③ 参见《模拟重症急性呼吸综合征冠状病毒引起的大流行病》（Pandemie durch Virus Modi-SARS. Bundestag-Drucksache 17/12051 vom 10. Dezember 2012, S. 5）。

发中出现600万名患者，这会导致医疗保健系统崩溃。此外，该评估涉及病患数量、医疗基础设施、药品、医疗设备、防护设备、消毒剂，乃至大量尸体的出现及其传染性。但是，从这种恐怖的情景中没有得出任何结论，该文件也未用于解释和传达当前的政府行动。或许，在知道有这样一份文件的前提下，只是呼吁自我防护和第三方防护在当前也能起到与政策法规及惩罚性的接触限制同等的效力，但事实也许并非如此。

仅这一个“或许”就会迫使我们在疫情逐渐缓解后，在国际上和国内对由新冠病毒引发的大流行病和新冠肺炎进行全面而彻底的评估。实际上，令人惊讶的是，在每次大流行病之后，各大委员会都进行了彻底的分析或准备了有远见的方案，但之后却几乎没有采取任何措施来预防或制止下一次大流行病。评估还包括确定在政策、医院行业和研究中的优先事项，当前人们围绕这些优先事项展开了多场辩论。我们必须从评估中得出相应的结论，并制定防控措施，做好维护和定期检查的工作。为了预防大流行病，必须为医疗卫生系统配置充足的物资和人员，此外还要在应急情况下调整供应结构和生产结构的分配比例，以满足物力与人力需求。这项开销非常大！但是以汉堡市民为例，他们从1892年的霍乱疫情中吸取了经验教训。比起那场流行病造成的超过4亿马克的严重经济损失，早期用于改善供水的不到2500万马克的投资是很值得的。[①]当时的这种估算在今天（当然是在其他数据的背景下）也很有意义，因为我们可以从中学到，相对于在大流行病结束之后投入数亿乃至数兆美元用于重建经济，很有必要

① 参见《流行病学》（Adolf Gottstein: Die Lehre von den Epidemien. Berlin: Springer 1929, S. 181ff）。

事先采取良好的防疫措施。

就这一点而言，新冠肺炎也已显露出一些好的方面：尽管存在各种争端、讽刺挖苦、明显的虚荣心和媒体利益，但在各地都能看到各级和各个参与的学科之间的适当合作。这使人联想到德国卫生史的另一个特点：使卫生运动真正落实到日常生活中的决定性载体是（地方）协会（参见本书第 4 章）。例如下莱茵公共卫生保健协会这一德国公共卫生保健协会的榜样，还有后来的其他卫生保健协会及医院行业，它们将科学家、技术人员、政治家和管理人员聚集在一起。这些人通力合作，不仅制定了预防疾病的一般规则，建立了疾病防控机制，而且考虑到了当地的特殊情况，因地制宜。这些举措和机制不仅适用于瘟疫迫在眉睫的情况，而且是长期有效的。我们现在也看到了许多这样的合作案例，海因斯贝格县与波恩大学及北莱茵 – 威斯特法伦州的合作就是其中一例。应当保留这种合作机制，以免随后的分析和建议在各种新旧问题中被人遗忘。

权威的价值观

我们最初的问题是：新冠肺炎与以前袭击人类的众多其他流行病有什么不同？从生物学上讲，这是一种非常危险的感染的爆炸式增长。任何预防措施，即使是配备最完善的医疗保健系统，也将由于过多的患者和重症患者而达到极限，这一点我们已经心知肚明。主要区别在于我们的价值观，今天的价值观似乎与 50 年前价值观的影响有所不同。因为迄今为止在社会上有一个独特的想法，它不仅出现在德国，而且出现在许多其他国家：应该顾及每一个生命。“论生存权：在历史上从未出现过从流行病中拯救所有人的想法，现代性正在重塑自身”，这是塔登（Elisabeth von Thadden）在《时代周刊》上发表的一篇文章的标题和导语。[①]

除了德国，其他许多国家也都不愿接受许多人在不被公众察觉的情况下染病或死亡的事实。就像 1959 年的那场大流感一样，人们几乎是事后才顺便得出结论，约有 3 万人丧生。也许由于当时人们对战争记忆犹新，这个数字还不算太大。如今，人们默默达成了共识：无论付出什么样的代价，都应挽救每一个生命，不论年长还是年幼，健康还是患病。经济退居第二位。幸运的是，分诊目前在德国仍然只是一个被学术界激烈讨论的问题，并没有出现必须在现实中执行分诊的情况。这一切都是令人欣喜的。

然而，即使暂且不提全球化时代疫情对贫困国家各方面的影响，我们在今后很长一段时间内，也将感受到 2020 年带来的巨大的经济负担。这次为了抗击疫情，德国和其他国家以史无前例的方式配置了大批应急资源。下一次大流行病袭来时，能否筹集到同样多的资源以应对疫情呢？这是我们无法确定的。届时如果缺少这些资源怎么办？这时同样需要比较：投入高昂费用，用于实施有效预防措施，与在没有事先防范的情况下，后续投入巨额费用，用于恢复生产生活，二者谁更划算？

因此，如果人们不想在下一次大流行病暴发时被各种事件和专家意见左右，继续在无知的状态下蹒跚前行，就必须就今后的流行病防御策略达成基本共识。

---

① https://www.zeit.de/2020/16/corona-pandemie-statistik-covid-19-todesfaelle（访问日期：2020 年 4 月 20 日）。

国家层面还需要考虑的关键问题在于，预防措施应在无限制的情况下尽可能保障开放和自由，还是应该尽可能避免接触。如果民众事先就大流行病预案达成一致，那么这个关键问题将不再尖锐，在危机时刻也能做出决定，更确切地说，还可以研究出谨慎的方案。这样做可能会导致以下结果：民众相信国家会适度实施措施，不会过分干预个人自由；国家也相信民众会视情况采取行动。

当社会必须应对流行病时，人们的态度和行为至关重要：如果没有对社会价值观的基本信任，没有对国家职能和公共秩序，对政治领袖、行政人员及其顾问，以及周围的人的适当行为抱有信任，就无法与长期、大规模传播的瘟疫做斗争，或只能用暴力解决问题。我们不想坚持旧的疾病控制思想和方法，即在怀疑的基础上进行封锁、控制和隔离，这样做会产生很高的经济、个人和社会成本。因此，我们应该为瘟疫防治服务提供最新的数据处理方法，使得只有个体在某段时间内受到限制，同时也要为病人着想。可以确定病人及其密切接触者，并以防止他人感染为目标，阻止疫情扩散。新、旧两种方案都会干预宪法中规定的基本权利和日常生活中赋予的公民权利，因此必须权衡考虑。这些替代方案也应经过彻底讨论，得出为人们普遍接受的结论。而这些结论反过来又应当形成适当的预防措施。

我们的观点是：在数据全球可用和公共卫生安全保障全球化的时代，为了保障社会交往和交流尽可能广泛，必须在德国适度使用各种技术手段，用于记录和追踪实验被试及其症状状态、住院患者的数量、重症患者的数量、死者的数量以及所有其他有助于评估大流行病的规模和传播速度的流行病学数据。也有可能要收集相关人士的年龄或移动轨迹的数据，但这要以信任和良好的现有基础设施为前提。必须保证测试设备、可能用到的治疗药物和疫苗、诸如口罩和防护服一类的辅助工具、筛查程序和医院的床位均完备、充足，并对相关人员进行必要的培训；还要确保那些披露个人信息的人能够获得由此带来的“疾病获益”，即护理和帮助，而不是污名化和惩罚。如果要将高度个人化的数据（如感染状态）在可预见的时间段内以这种方式发布出来，用于流行病学“监测”，并以同样的方式公开有关个人的健康和行为的信息，则只能以以下方式实施：尽可能减少数据量，尽可能匿名地使用数据，在危机结束后安全地将其彻底删除。这也适用于在流行病疫情防控期间始终干预个人权利的所有特殊法律和特殊措施，它们仅能在有限的期限内适用。

结语：我们要怎样做

贸易、转变、联系和交往是社区和社会的命脉。几十年来，“新发传染病”一直在袭击全球，将来它们肯定还会出现。

直到今天，我们仍在使用纯粹的被动防御系统。从历史上看，我们的这套系统相当于近代早期的商业城市和领土国家的水平。在 21 世纪的全球大数据环境下，应该把流行病的威胁遏制在萌芽状态，阻止每一次大流行病暴发，并且要在持续保障最大限度的自由流动、贸易和文化交流的前提下进行。

我们从“实用医学史”的角度出发，针对思考和关注范围提出以下值得深入探讨的建议：

- 必须在危险的病原体和再发传染病的发源地对其进行预防和系统控制。
- 必须将国际监视扩展为对国际运输枢纽的国际防御和控制策略。
- 科学和研究必须在全球范围内实现无障碍、无偏见的联网。
- 新冠肺炎疫情结束后，在德国必须系统地分析应对这种大流行病的各种方式，在疾病防控的各个层面制定适当的措施并长期实施。
- 德国在采取防御措施时也应使用全球电子科技发展的各种成果和标准。

我们的价值观具有权威性：我们决定拯救每个人。让我们按照这一原则，采取相应的行动吧！

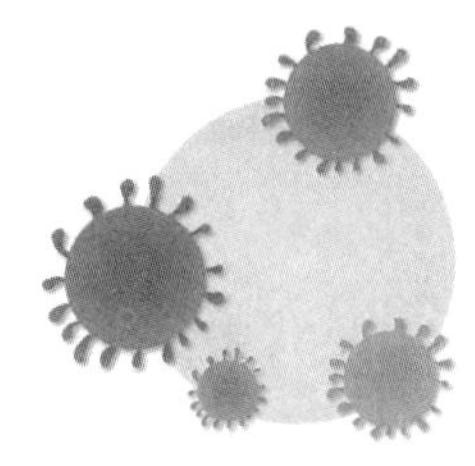

附录 1

创造历史的瘟疫

——腊碧士与李雪涛有关新冠肺炎与疾病史的对话

一、新冠肺炎和疾病史

李雪涛：腊碧士教授好，非常高兴我们可以通过这种方式讨论新冠肺炎与疾病史的话题。2020 年 3 月 11 日，世界卫生组织宣布，根据评估，认为当前新冠肺炎疫情可被称为全球大流行。其后，先是奥地利总理库尔茨于 3 月 15 日指出，新冠是“二战”以来最大的挑战。之后德国总理默克尔也表达了同样的意思。可见此次疫情来势之汹，造成的影响之大，带来的灾难后果之严重，都是欧洲自“二战”以来所未曾遭遇过的。近日你与杜塞尔多夫大学医学史研究所所长房格劳教授出版了近 200 页的新著《历史、当下及未来的大流行病》，现在此书的电子书已经出版，纸质书马上也将问世。这部专著系统探讨了这场全球风暴背后的历史隐喻、现实指涉与未来启示，为我们深入理解全球疫情背后不同的治理逻辑提供了另一种可能的视角。

腊碧士：感谢你提到我们刚刚出版的这本小书。这本书实际上是我多年前的专著《卫生人：近代的卫生与医学》（*Homo Hygienicus: Gesundheit und Medizin in der Neuzeit*）的“现实版”，它所涉及的并非仅仅是鼠疫和新冠，而是各类社会、政治家、行政人员、医生和研究者是如何看待这种极具危险性的瘟疫的，不同文化特色的地区会采取怎样的不同方式来遏制病毒的蔓延。新冠疫情危机迫使人类必须面对这样一个事实——我们习以为常的生活方式正在经历重大冲击。历史地看，这种由疾病带来的整体性变化和影响不是第一次出现，甚至可以肯定地讲，也不会是最后一次。在这个特殊的节点上，回望人类集体记忆深处，过去发生的那些烈性传染病如何深刻地改写了公共和私人生活？如何理解每一次变化中各种自然、社会、历史和文化的影响要素与相互关系？面对新冠疫情，人类的社会设计和医疗建设应当如何延续或适应？疫情风暴之中的个体又该如何保留或改变自己的生活方式？这些问题所具有的重大意义不仅仅存在于学理层面的论证话语，对国家、社区和个人的社会生活实践也极具价值。这本书基本上是围绕着上述问题进行的解说，尤其结合德国的历史经验与现实选择进行了多层次的分析。

李雪涛：从全球健康史的角度来看，公元1800年前后，全球人口的平均预期寿命仅有30岁，一半以上的人还没有成年就死掉了，死亡的最主要原因当然是感染疫病。而到了2000年，全球人均预期寿命达到了67岁，营养摄取的均衡、医疗卫生条件的改善、政府在公共卫生监督方面掌握了新技术等都起到了重要作用。德国当代历史学家奥斯特哈默甚至认为，在人的寿命预期方面，人类已经实现了一定程度的“民主化”（demokratisiert）。即便今天我们不得不面对百年不遇的新冠疫情，但与以前的情况相比，完全不可同日而语。

腊碧士： 很遗憾的是，我们对人类历史上大部分的瘟疫，只能通过有限的文献记载予以“重构”。因此，有些疫情被夸大了，但更多疫情却由于文献的残缺不全，其规模和意义很容易被忽略。如果说之前的瘟疫还都是区域性的，14 世纪的鼠疫则席卷了整个地球。进入 19 世纪后，尽管防疫措施得到了加强，但瘟疫的传播速度、传染力和致病力都进一步加强。从 1892—1893 年发生在汉堡的瘟疫开始，人类才留下详尽的文献资料，因为这个时期的社会统计学水平已较前有了大幅度的提高。接下来的 1894—1938 年，全球死于鼠疫的人口有 1300 多万，而死于 1918 年西班牙流感的人数更是多达 5000 万到 1 亿之多，甚至超过了“一战”中的死亡人数。其实我们耳熟能详的很多欧洲近代名人都是被瘟疫夺去生命的，只是我们以往没有从这个角度关注过而已：英国诗人济慈、波兰作曲家肖邦、英国文学家史蒂文森（Robert L. Stevenson）、俄国文学家契诃夫，一直到捷克的德语作家卡夫卡，都死于结核病；而哲学家黑格尔和普鲁士陆军元帅格奈森瑙（August N. von Gneisenau）则殒命于 1830—1832 年的霍乱。今天我们依然很难想象当时普通感染者绝望无助的惨状。

二、近代以来的瘟疫及防疫

李雪涛： 20 世纪 90 年代初，你在前面提到的《卫生人》一书中，首次使用了“丑闻性疾病”一词，用来指称那些在公共空间所产生的影响与流行病学的含义不一样的疾病，正是这样一些疫病会对社会形成“真正的杀手”。——正是由于是一种“新型冠状病毒感染的肺炎”，才使人们产生了忧虑、畏惧的心态。

腊碧士：是的，从人类历史上来看，此类“丑闻性疾病”的可怕性在于人有一种对未知事物的恐惧。拿天花做例子，1796 年英国医生詹纳成功研制出了牛痘疫苗，才使得这种最古老也是死亡率最高的传染病对于人类来讲不再是杀手。但真正改变局面的是全民强制接种。美国著名历史学家威廉·麦克尼尔甚至认为，拿破仑战争之所以能取胜，从而使得法国国势迅速崛起，雄霸欧洲，除了军事制度发生了重大变化和火炮的使用外，最重要的原因在于早在 1800 年他便下令在全国实行强制性接种。1808—1811 年，法国有近 170 万人接种了牛痘。

李雪涛：是的。之后在 1870 年的普法战争中，普鲁士的士兵在奔赴前线的时候已经接种了两次牛痘，而法国军队却没有采取任何的防疫措施，结果法国部队中有 2 万名士兵因此失去了作战能力。给士兵接种疫苗也成了普鲁士在普法战争中取得胜利的“法宝”之一。全民强制免疫当然很重要，但一旦有了疫情，现代医学会采取隔离的措施。特别有名的记载是后来成为德意志帝国总参谋长的毛奇（Helmuth von Moltke）元帅的经历。1836 年，毛奇作为奥斯曼帝国苏丹王年轻的军事顾问，亲身经历了在伊斯坦布尔导致近 8 万人丧生的大瘟疫，在回德国的途中经过奥地利边境时，他不得不接受为期 10 天的“禁闭”。其实在此之前，在地中海和黑海地区，由政府下令对港口实施隔离已经成为一种传统的习惯做法，这就是我们今天的“隔离”。

腊碧士：从历史来看，欧洲在 19 世纪进行了关键的一步改革，那就是不再将公共医疗保障看成是教会或者私人慈善事业的内容，而理应成为现代政府的一项职责。实际上一直到 19 世纪 80 年代，在欧洲的公共卫生领域，法国科学家巴斯德才发展出微生物的理论。也正是在此时，作为细菌学产物的“卫生人”（homo hygienicus）的概念才产生，而巴斯德与发现结核杆菌的德国细菌学家罗伯特·科赫等人的地位，也从科学家上升为代表整个时代的文化英雄。疾病从此摆脱了之前的生态、社会、政治和宗教的语境，健康本身被解释为具有最崇高的价值，并从中产阶级逐渐发展为更多阶层普遍接受的一种立场。但从全球范围来看，各国用公共资金构建包括医院在内的各种医疗服务体系，其实是从 20 世纪才开始的。进入 21 世纪之后，人们当然更注重健康了。

李雪涛：19 世纪末阿司匹林的问世，以及之后全民免疫体系的启用，磺胺类药物与抗生素的使用，使得人们远离了大部分的瘟疫。这些基础，也使得今天的抗疫成为可能。

腊碧士：有关日常的痛苦，现在已经没有人提起了，但耸人听闻的事件，每个人都在谈论。其实每天死于心肌梗死、癌症、各种代谢病等日常疾病的人数是非常令人吃惊的。但这些是人们熟悉的疾病，尽管有着很高的死亡率，也提不起人们的兴趣。而新冠肺炎则完全不同，有关疫情的报道充斥于各种大众媒介，也成了人们最主要的谈话内容。在历史上，如果一个好端端的人在极短的时间内悲惨地死去，正常的伦理道德和神学信仰很快便会崩溃。这种恐惧也使得人们一改往日理性的生活方式，各种享乐主义和具有宿命论色彩的宗教团体得以复兴，各种我们以往认为荒诞不经的行为都成为可能：逃亡、放荡不羁的生活、暴动、抢劫、盗窃、杀人等。

李雪涛：也就是说，大的瘟疫使得以往固定下来的社会结构分崩离析，从前的价值体系不复存在，既有的制度和观念也难以维持，之前的生活方式也失去了意义。在历史上，瘟疫之下的人常常会成为道德沦丧者。

我们回过头来看今天的新冠肺炎疫情。早在3月4日德国《明镜周刊》采访你的时候，记者认为中国所采取的措施“过分小心”，当时你指出，德国著名的卫生学家佩滕科弗早在19世纪50年代就曾说过这样的话：因为传染病而将市民的交通予以阻断，没有什么事情比这更糟糕的了。一个社会的正常运转，有一些根本的前提是要得到保障的，即便是为了健康的目的，禁止人们的交流、物资的运输以及各种服务业，也是不允许的。但你却认为，在中国的情况比较特殊，当时武汉的情形迫使国家采取非常极端的做法，这当然也是阻断传染源的最有效的传统方式。你为什么这么认为？

腊碧士：在谈到武汉和中国其他地方“封城”的时候，我也特别提到，这种方式在具有两千多年法家传统的中国，是可以实行，并且能够坚持下去的。言外之意是，在其他的地方可能实施起来会有一定的难度。

三、历史上瘟疫的归因

李雪涛：目前对新冠病毒来源的探索从来就没有停止过，目前有进一步政治化的趋势。从疾病史的角度来看，很多瘟疫都很难追踪到真正的源头。以往的历史学家一般会将欧洲黑死病的起因归结到中国，但澳大利亚的历史学家费克光（Carney T. Fisher）却根据大量中文文献，对鼠疫曾在中国发生并从中国传到欧洲的普遍看法进行了质疑，因为仅从古汉语文献中所描述的疫病外在表现特征，无法认定元代流行的疫病就是鼠疫。现代“霍乱”在1817年成为大流行病之后，全世界都在探求这一疫病的来源。香港大学的程凯礼（Kerrie L. MacPherson）认为，尽管“Cholera Asiatica”被翻译成“亚洲霍乱”，但并没有足够的证据表明，这种疫病就是在汉语中使用了3000年的“霍乱”一词。其实早在1933年，时任上海全国海港检疫管理处处长的著名鼠疫专家伍连德就曾发表英文论文，对这一问题进行了权威性的调查。经过细致的对比，伍连德认为当时大流行的霍乱与中国古代文献中记载的“霍乱”其实是两种不同类型的疫病。

腊碧士：我记得很清楚，2009—2010年的甲型H1N1流感在德国造成了大约23万人感染，有据可查的死亡案例为250人，而实际的数字，不论是感染人数还是死于禽流感的人数，肯定要大大超出上述这些。但我们当时并没有对这件事情产生过分的反应。甲型H1N1流感来源于美国，但当时我们并没有谴责美国。现实的情况是，中国好像是一个沙袋，所有人走过来都想给它两拳。现在“抨击中国”（China-Bashing）已经成为一种时髦。不论是今天还是以往，在当地人的日常生活中都会一致地指责“他者”：在欧洲中世纪的时候是犹太人，20世纪以来在东南亚是华人，他们都曾备受责难。人们会自觉或不自觉地去寻找所谓的有罪者，不过在现代医学中却没有“有罪者”这样的概念。

李雪涛：14世纪，在鼠疫流行的时代，犹太人在日耳曼人居住的地区遭到人们的普遍谴责和攻击，他们被认为是传播鼠疫的罪魁祸首。威廉·麦克尼尔曾经对“梅毒”一词在16世纪的不同名称进行过分析，他认为，人类普遍有一种把新出现的险恶疫病的源头归结于外国人的倾向。霍乱在欧洲被称作“亚洲霍乱”，就曾引发了欧洲人对由来已久的东方灾祸的恐惧心理。而19世纪90年代开始引起全球关注的鼠疫，由于当时被称作“亚洲瘟疫”，在一些地区也发生过过激行为。在1898年被美国政府宣布并入美国的火奴鲁鲁，当地有人为了发泄愤怒，曾纵火烧毁了中国人和日本人的居住区。这些例子在瘟疫流行的时期，可谓屡见不鲜。

腊碧士：尽管信息是具有理性的，但这并不能阻止由情感控制的人的非理性行为。有一些人由于其自身的恐惧，而将恐惧用富有攻击性的极端方式予以发泄，这并不少见。如果我们拿1832年海涅所写的《法兰西现状》中有关霍乱的报道做例子的话，就会看到，当时巴黎的大街上，只要有人怀疑其他人得了霍乱，被怀疑者就有可能被人们活活打死。其实中国所采取的防疫措施是有效的，如果我们看一看中国科学家在疫情暴发之初在世界顶尖的科学杂志上发表的研究成果，就会知道，在中国此前所发生的一切，我们这些国际学者都可以从中国学者的国际发表中了解到。

四、国际防疫合作和与细菌共存的人

腊碧士：对人体进行现代研究是17世纪的事情，当时由于新的自然科学的发展，使得人们对世界有了新的认识。而到了18

世纪末、19 世纪初，随着气象学、地理学、人口统计学等的发展，以及手工制造和原始工业化时代的到来，人们对疾病的认识也跟以前完全不同了。当 1830 年霍乱疫情在欧洲暴发的时候，当时的卫生学家开始思考如果想要维护现有的社会生活，就必须对隔一段时间便重来的瘟疫做些什么。当时依然有学者认为，瘟疫的原因在于城市中到处可见的污秽和熏天的臭气，这被认为是“瘴气”。正是在这个时候，西欧的很多城市开始改造，英国的“卫生运动”（Sanitary Movement）也开始了。尽管这一运动也包含着明确的政治目标，但清除城镇的污秽物却在客观上成为预防传染病的最重要措施。这一时代的“卫生”，不仅仅涉及身体上的干净，实际上也是保持心灵上的纯洁。

李雪涛：是的。认为疫病是由来自死尸和其他腐烂物的“瘴气”所造成的理论，曾一度风靡欧洲学术界，直到 19 世纪 80 年代，随着显微镜对病原菌的发现，人们才逐渐接受科学的病菌理论。之后发生在欧洲的鼠疫为国际科学家合作抗疫提供了契机。1897 年在威尼斯召开的以鼠疫防疫为主题的国际卫生会议，中国和日本都派代表前往参加。世界卫生组织的前身国际联盟卫生组织正是在此次抗疫的国际行动基础上建立起来的。

腊碧士：尽管我们对传染病的研究不断向前推进，但有一点必须始终牢记，那就是所谓的“病原体”也是生物。作为人，我们不断与其他生物体进行着斗争，而这些生物体也为了它们自身的生存与我们做着殊死的搏斗。人类是新冠病毒的宿主，它们寄生在我们身上，并且在我们身上繁衍。瘟疫便发生在原生动物、细菌和病毒之间，发生在生物和社会的情境之中，发生在人及其生存的世界之中。

李雪涛：2020 年 4 月 23 日在白宫的例行简报会上，美国总统特朗普出人意料地提出使用消毒剂给新冠病毒感染者洗肺的建议，引起了舆论的一片哗然。实际上，像很多人一样，特朗普也希望人们能生活在一种无菌的状况，其实这是一个巨大的误解。

腊碧士：你说得很对。我有一个很好的朋友是微生物学家，他曾经说过：人之所以存在，是由于细菌在其体内、体表和周围存在。如果没有细菌，我们根本无法存在。人体内的细菌种类多达 3 万余种。举例来讲，肠道菌群在我们的新陈代谢中起着异常重要的作用，其生物多样性一旦降低，就会影响到宿主的消化功能。两德统一后我们做过一个研究，原东德地区的孩子跟西德的相比，很少会得各种过敏症。分析背后的原因，我们知道，东德托儿所和幼儿园的孩子总是挂着两行鼻涕到处乱跑，而西德的家长却整天给孩子洗手、服用抗生素，唯恐消毒不彻底。其实儿童时期是免疫力形成的阶段，最好能跟尽可能多的各种细菌接触，理想的做法是在农舍中多跟动物和动物的粪便一起摸爬滚打，这样以后才可能真正健康。

李雪涛：这也让我想到在乔治敦大学任教的历史学家约翰·麦克尼尔教授在讲到中国南方多样的致命细菌时，认为这里的人一旦安然地度过了儿童时期，“就拥有了也许是世界上最警觉、最活跃的免疫系统”。

五、疫情与社会的改变

李雪涛：多年前我在杜塞尔多夫大学教德国学生中—德跨文

化交流的课程，使用的是一本名为《生人、熟人》的教科书。这部教科书中认为，中国社会其实是一个熟人社会，因此中国人需要不断建立各种“关系”；而德国社会是一个生人社会，即便不认识的人之间也都客客气气的，各种规则对于他们来讲非常重要。除了战争、地震和饥荒之外，瘟疫也会动摇先前已经形成的各种社会规范。此次的新冠疫情实际上在不断改变着德国以往的社会形态。不知道你作为医学史家和社会学家如何看待这个问题？

腊碧士：此次新冠肺炎让彼此熟悉的人，不论是家人、朋友还是邻居，同舟共济，相互信任，共同渡过难关。这些人紧密地团结在了一起。但我也在思考，之后的德国社会，不熟悉的陌生人之间是否会真正成为“生人”——彼此之间不再有以往的信任。此次德国政府在对待疫情方面尽管有一些地方不尽如人意，但在可信赖的信息公布以及公开的交流、讨论方面，做得还是相当不错的，这也尽可能地减少了民众的恐惧心理，并使多数人能够遵守一种理性的公共行为方式。据我对周边人群的观察，他们的确非常了解各类与疫情相关的情况。

六、历史经验对于我们来讲意味着什么？

李雪涛：奥斯特哈默认为，从 19 世纪起，人类才第一次在全球范围内针对瘟疫展开大规模的歼灭战。他认为人类在此后的抗疫斗争中取胜有两个前提：一是丰富的现代生物学和医学知识；二是与公共卫生政策相关的理念。如果从历史的角度来看今天新冠肺炎的传播，还是有很多与历史上的瘟疫性质完全不同的地方的。特别是在“二战”以后，由于航空业的普及，也迅速增加了微生物病原体的移动性。其实瘟疫的一大特点便是流动性强，从某种意义上讲，是非常适应全球化的。新冠肺炎跟其他瘟疫一样，也是具有军事化特征的敌人：进攻、征服、撤退。因此对于今天的人类来讲，加强全球危机管理和危机应对是至为重要的。每一次瘟疫结束后，经历了灾难的城市乃至国家的居住条件和医疗保障，都会得到明显改善。我们的社会能从这次疫情中学到什么呢？此外，什么时候人类才能真正远离瘟疫，远离在达摩克利斯之剑下惴惴不安的日子？

腊碧士：作为历史学家，其实我并不认为人类可以从以往的疾病史中学到什么。看看 2003 年的非典和 2009 年的甲型 H1N1 流感，当时的疫情留给今天什么经验了吗？每当新的威胁来临之时，集体的恐惧就会再次引发人们所有已知形式的各种行为，也包括错误的行为。人们希望国家政治和行政部门能够及时制定有效控制疫情的统一行动方案，但真正的理性思考往往是在疫情消退之后才开始出现的。医生在急症的病人面前，显然不可能急着去修改教科书，而是必须首先救助病患，之后才能考虑教科书的事情，考虑防控疫情的计划，考虑公共程序等。对那些利用防疫之名来实现其政治目的的行为，不论在哪个社会都应当予以揭露。但这些也同样属于瘟疫事件的一部分，它们发生在当代并不令人感到惊讶，因为疫情常常会被政治化。但是无论如何，在全人类的共同努力之下——从每一个个体的行为开始，到科学，再到国家的行政和政治干预，我们还是有理由相信，在可以预见的将来，这一威胁人类的瘟疫将会得到有效的控制。

李雪涛：法国文学家加缪的著名小说《鼠疫》告诉我们，面对荒诞的人生，重大的疫情让我们真正去思考生命的意义。其实疫病一直伴随着人类的发展，此次的新冠肺炎疫情再次提醒我们，以往仅仅关注政治、经济、军事的历史并不完整，严肃地看待人类的疫病史同样是一个重要的历史视角。1918 年的西班牙流感让德国哲学家卡尔·雅斯贝尔斯（Karl Jaspers）开始考虑他的实存哲学中最重要的概念之一“临界境况”（Grenzsituation）：死亡、意外、罪责以及世界的不可靠性。在这些境况之中，现实世界的全部可疑性会凸显出来，以往被认为是固定的东西、不容置疑的事物、支撑每个人的经验以及时代的理性全都消失了，人发现自己被置于绝对孤独的处境之中。雅斯贝尔斯认为，人只有处于临界境况之中，才能超越自己。今天的新冠肺炎也让很多哲学家思考人类的问题，最近我读到让－吕克·南希（Jean-Luc Nancy）和安德烈·孔特－斯蓬维尔（André Comte-Sponville）从法国当代哲学出发，对新冠可能给人类思想变迁和文明发展带来的改变所进行的思考，都给人以极大的启发。

腊碧士：威廉·麦克尼尔在《瘟疫与人》一书的结尾处写道：“技能、知识和组织都会改变，但人类面对疫病的脆弱，则是不可改变的。”瘟疫与人类的竞争依然存在，必将与人类长久共存。在这里我想引用当代德国历史学家蒂森的一句话，他说：“瘟疫是所有疾病中最具有社会性的，它们会与整个社会相遇，激发集体的恐惧，激化社会的紧张关系。”新冠肺炎向我们展示了我们自己的真实面目，展示了什么才是对于我们来讲真正重要的东西。因此，从另外一个角度，我们也可以说，是瘟疫创造了人类的历史。

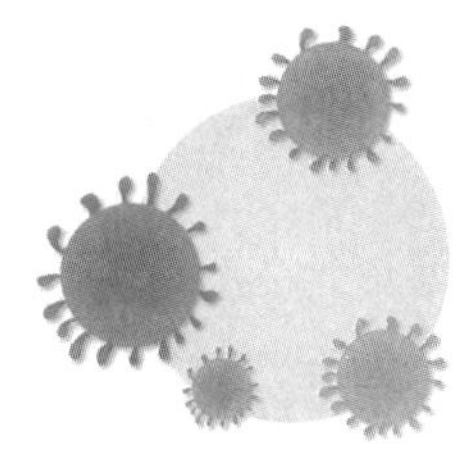

附录 2

新冠肺炎不可能阻挡人类的交流与合作

——房格劳与李雪涛有关历史上的瘟疫与新冠肺炎的对话

一、新冠肺炎与人类历史上的瘟疫

李雪涛：人类在整个文明史中，实际上一直遭受着各种各样的瘟疫的侵扰：鼠疫、霍乱、天花、黄热病、流感等各种各样的传染病不断侵袭着人类，数以千万计的人因此送命。1347 年，鼠疫通过贸易商路由小亚细亚传到了欧洲，当时欧洲人口的三分之一，即超过 2000 万人，在其后的 6 年中死于这场瘟疫；在 1918—1919 年暴发的西班牙流感中，有超过 2500 万欧洲人死于这场大流行病；自 19 世纪以来，世界上的多个国家和地区都发生过由于饮用水被污染而造成的霍乱大流行……这些在您跟腊碧士教授新出版的《历史、当下及未来的大流行病》中都有涉及。病毒很可能在第一个细胞进化出来时就存在了，其存在的历史要大大长于人类的历史。瘟疫在人类历史上究竟扮演着怎样的角色？有哪些瘟疫表现出跟今天的新冠肺炎类似的现象？如果按照医学史的观点来看，今天的新冠肺炎应当如何归类？

房格劳：瘟疫对人类历史的影响当然是巨大的，但瘟疫致死的具体人数却很难统计。在您提到的我们刚刚出版的那本书中，我们也列举了20世纪一些大流行病的数据，以此作为比较的基点。在人们的集体记忆中，历史上最大的一次流行病是发生在1346—1353年的鼠疫，当时被称作“黑死病”。而公元4—6世纪，饥荒和疾病是人类进行大规模迁移的推动力。在欧洲人征服美洲的过程中，他们所携带的病毒起到了决定性的作用，因为这些病毒让从来没有接触过这类病原体的当地人大量死亡。有一种在小范围内经常谈到的理论，即在1870—1871年的普法战争中，普鲁士取得胜利的关键在于他们的士兵注射了预防天花的疫苗。

李雪涛：的确是这样，我们今天知道，同样的疫病在熟悉它并具有免疫力的人群中流行，与在完全缺乏免疫力的人群中暴发，所产生的效果是完全不同的。这也许就是1519年科尔特斯带领区区1000人，就征服了具有数百万之众的阿兹特克帝国的根本原因所在吧。由于西班牙人在这场灾难面前几乎毫发未伤，使得阿兹特克人也开始改信“更管用”的基督教的上帝。同样，中国古代北方的官员在被发配到南方边远地区时，也不得不面临着同样的问题，很多官员在谪居南方期间病死在那里。这也是早在2000多年前司马迁（前145—前87）就曾写到“江南地卑湿，人早夭”的原因。历史学家威廉·麦克尼尔也曾提到过蒙古入侵前的公元1200年，中国人口为1.23亿，而到了1391年却锐减至6500万，他认为即便是蒙古人无比残暴，也不可能导致如此急剧的人口衰减，其真正的原因是腺鼠疫的流行。再回到在“一战”期间肆虐的西班牙流感，您认为它影响到战争的结果了吗？

房格劳：尽管100年前的大流感使得上百万人丧命，但它对战争结果的影响并不大，因为参战各方的士兵在前线几乎都染病了。人们不断寻找引发这种瘟疫的细菌，那时他们还不太清楚病毒与流行病学之间的关系。人们在这场突如其来的疾病面前感到束手无策：口罩是否能有所帮助？学校是否要关闭？对感染者如何进行处置？这些问题在当时都不清楚。在欧洲疾病史上，真正产生巨大影响的是一直延续到 19 世纪末的各种瘟疫，这是欧洲人口死亡率居高不下的重要原因之一。这种情形一直持续到了 19 世纪末、20 世纪初，随着大城市公共卫生设施的改善以及采取了相应的卫生防疫措施，天花等疾病逐渐消失，情况有了很大的改善。这在医学史上被称作“流行病学的转变”（epidemiologischer Wandel）。由此人们认为，一切传染病尽在掌控之中。但瘟疫的出现有一定的周期性，这并不以人的意志为转移。西班牙流感之后，工业国家的人们普遍认为，人类已经阻止了瘟疫的蔓延，但事实上这只是北半球某些人的错误想象而已。由于“香港流感”、猪瘟、大肠杆菌以及禽流感等基本上都被控制在一定范围内，也没有产生特别严重的后果，因此人们便形成了这样的一种印象：人类可以战胜一切瘟疫。

二、鼠疫与艺术

李雪涛：20 世纪以来，心脏循环的疾病以及癌症成为对人类最具杀伤力的疾病。但我们却忽略了这样一个事实：全球每年都有几十万人死于疟疾和肺结核等传染病。

房格劳：是的。从 19 世纪末开始，所谓的“大众疾病”代替传染病成为工业国家最主要的致死原因，但人们依然对传染病怀有深深的恐惧。尽管以细菌学和自然科学为基础的现代医学在对传染病的认识方面取得了重大进展，但对传染病的解释中依然保留着宗教的成分。有些人认为瘟疫是对有罪之人做出的惩罚。这种观念的历史相当久远，在启蒙时代以前，诸如黑死病一类的瘟疫就通常被看作神对人类的惩罚。这些想法也通过集体记忆而固定在时代的艺术之中。在中世纪，从瘟疫发展出一个完全独立的艺术题材——“死亡舞蹈”（德语：Totentanz，法语：Danse Macabre）。世界文学中也有与瘟疫相关的文学创作，如薄伽丘在《十日谈》中叙述了 1348 年黑死病第二次大流行时，10 名青年男女从佛罗伦萨逃到乡村别墅避难，互相讲述贪财好色的罗马教会教士无恶不作的故事。这些作品不断地向人们直观展示，死亡可以随时随地降临到一个人身上。

李雪涛： 多年前，我在参观你们的医学史研究所时，看到过一组题为“人与死亡”（Mensch und Tod）的版画，其中一组“死亡舞蹈”的作品给我留下了深刻的印象。这些产生于中世纪晚期的画作，表现的是象征死亡的骷髅带领众人走向坟墓的舞蹈。这些人中包括教士、富人、工匠等，表明了不同社会等级的人在死神面前并没有什么两样。黑死病致人死亡的速度惊人，没有谁能在周围人暴死的惊恐面前超然度外。骷髅当然是拟人化的死亡，让人们从中看到死亡的巨大力量，以及生命的脆弱。而当时暴发的黑死病，仅在佛罗伦萨一地就有十多万人丧命，薄伽丘的这部旷世之作《十日谈》就是以此次瘟疫为背景创作的。不光是薄伽丘，乔叟（Geoffrey Chaucer）、郎格兰（William Langland）也都描述过瘟疫，并且将之看作上帝对人类的惩罚。死亡、灾难和恐怖等也正是在此时成了欧洲艺术创作的主题。

房格劳：是啊，此时的贵族们蜷缩在他们的城堡之中，过起了与世隔绝的日子，尽管这常常是电影中虚构的场景，但跟穷人比较起来，富人似乎有更多的机会来逃避瘟疫。但从根本上来讲，没有谁能真正逃避瘟疫。有钱人仅仅是在组织方面有自己的优势而已，在某一地区暴发瘟疫的时候，他们能够出门旅行，从而避开在当地被传染的危险。社会不平等在医学上也一直是个备受关注的话题，有钱人因此被归咎为有罪者、瘟疫的传染源。对某种传染病与固定族群之间的联想，也常常是某一时代的重要的话题。

李雪涛：您刚才提到的这些方面，可以举例予以说明吗?

房格劳：一个特别典型的例子就是艾滋病。免疫缺陷在每一个人身上都会发生，但一般公众的感知却是另外一回事：艾滋病只有那些同性恋的男性和卖淫的女性才会得。这一自我防御性的态度，尖锐地表达了“瘟疫只会传染给他者”的看法。中世纪时人们认为，为了惩罚有罪之人，上帝降下了瘟疫，当这一解释方式在近代不再适用之时，必然要有其他逻辑方式取而代之，以便解释这世上发生的一切。

三、瘟疫在人类历史中的作用

李雪涛：历史学家莫里斯（Ian Morris）认为，通过战争，人类创造出了更加庞大、组织体系更加完善的社会，这样的社会其实减少了社会成员死于暴力的风险。从布罗代尔（Fernand

Braudel）三个时段的历史中的“长时段史”来看，瘟疫其实在人类历史变迁和文明发展中扮演了重要的角色，尽管从短时段的事件史方面来看，瘟疫好像只有负面的影响。

房格劳：如果把医学上的清理、解释和处置都算在里面的话，医学从古代开始就致力于解释传染病的形成以及提出防治理论。细菌学产生于19世纪末，作为应对大流行病的成果之一，至今依然是一套有效的解释系统，并且从中还产生了治疗方法，例如运用抗生素来进行救治。用疫苗来应对病毒，也是针对大流行病的研究产物。天花、脊髓灰质炎以及麻疹都是通过坚持不懈的接种而被消灭的。

李雪涛：是的。在此之前，在欧洲流传的观点是疫病是由人类尸体或其他动植物腐化后所产生的瘴气造成的。直到19世纪80年代，随着显微镜对病原菌的发现，病菌理论才逐渐为学术界和公众所接受。疫苗是用细菌或病毒制造出来的可使机体产生特异性免疫的生物制剂，本身也是瘟疫的产物。在19世纪末、20世纪初人类抗疫的医疗实验中，德国取得了辉煌的成就。德国著名医生贝林（Emil von Behring）由于发明了治疗白喉和破伤风的药物而获得1901年首届诺贝尔医学奖。之前这两种疾病也像瘟疫一样对人类的健康造成了极大的危害。试想，贵为法国国王的路易十五也于1774年无奈地死于天花。其实人类真正弄清楚瘟疫的病因，现代医学技术和理疗机构开始对人的防疫和救治产生影响，是1850年以后的事情。

房格劳：贝林是细菌学的始祖之一罗伯特·科赫的弟子。科赫属于细菌学的首批代表人物，他通过显微镜发现，是细菌导致了传染病。科赫发现了霍乱弧菌，从而发展出一套用以判断霍乱病原体的理论，构成了现代“免疫学”的基础。科赫和他的弟子们不仅解释了病因，还进一步研究出了治疗这些疾病的方法。由于对结核病的研究，他于 1905 年获得诺贝尔医学奖，但对后世影响更深远的却是他提出的新理念，所谓的科赫法则（Koch-Postulate），它帮助医学家们确认了许多疫病的病原体。

四、瘟疫传播的三个阶段

李雪涛：随着疫苗的发明和推广，以及近代医学的发展和公共卫生事业的建立，人类第一次通过科学原理在卫生行政上的运用，有效地预防了多种疫情的袭击。其实近代以来人类之所能战胜瘟疫，其主要原因在于医学技术的发展和公共管理体系的完善，以及人类营养和生活条件的改善。这也是 1993 年诺贝尔经济学奖得主福格（Robert W. Fogel）为什么认为，人类进入长寿时代的决定性飞跃，发生在 20 世纪上半叶特别是 1890—1920 年的“西方”。瘟疫是看不见的敌人，在所有的时代，瘟疫都向社会提出了巨大的挑战。从疾病史的角度，我们如何给新冠肺炎定位？也就是说，这一病毒发生的机理是什么？其运作的模式是什么？

房格劳：从瘟疫史的角度来看，一般说来，一种瘟疫的传播往往需要经过几个发展阶段。简而言之，最初人们会假设，染病的人跟一般人完全不同。追踪相关报道就会发现，报道者的立场是瘟疫离我们很远，因此我们这里并没有什么危险。接着便进入第二阶段，感染的人数剧增，传染病离大家越来越近。此时政治家们开始考虑是否应当采取措施应对疫情。港口城市可以将其大门关闭。当地人常常会有这样的反应：尽管瘟疫已经接近，但只有那些边缘族群才有可能被感染。之后进入了第三个阶段，瘟疫真正变成了大流行。此时人们会想：上帝啊，这种灾难也会在我们这里发生，该怎么办呢？这时公众的伦理介于两个极端之间，一端是“即便世界末日到来，我还是该喝喝，该睡睡”，另一端则是“我们逃脱不掉这场灾难了，必死无疑”的恐慌。这也导致了公共秩序的瘫痪。如果政治家们在此时能够采取理性的措施，在很大程度上会起到安定人心的作用。让人们感到恐惧的实际上根本不是瘟疫本身，而是来自社会和政治上的威胁——我明天还能回家吗？家人还会有吃的吗？如果发生了紧急情况，警察能保护我们吗？这些我们平时很少会有的想法，此时充斥着头脑。今天大家总会说，现代的传染病与全球化有关。其实至少在近代早期，当时的人们就已经意识到了，瘟疫是沿着贸易的商路传到世界各地的。

李雪涛：是的，全球联系的加强，也加剧了新冠病毒传播的速度。所谓的国际贸易其实一直都存在，但以前货物的运输都是经过很长的时间才能到达目的地。传染病也随着贸易线路缓慢地传到了世界各地。1492 年哥伦布首次航行到美洲大陆所引发的“哥伦布大交换”，不仅是东西半球之间生物、农作物、人种、文化间的交流，同时也使得新旧大陆的传染病得以相互传播。西班牙人将天花带到了没有抗体的美洲原住民那里，造成当地 50% ~ 90% 的人口丧生，死亡人数估计多达 1000 万以上。随着旧世界的腺鼠疫、水痘、霍乱、流感、麻风病、疟疾、伤寒等瘟疫被带入新世界，新世界的梅毒、黄热病等传染病也被带到了旧世界。在近代早期，瘟疫已经对经济造成负面影响了吗？我们如何看待全球化对今天新冠病毒的传播所起的作用？

房格劳：早在全球化之前，瘟疫在贸易、战争和殖民扩张中就已经存在了，也就是说会随着贸易、行军和迁徙路线而传播。欧洲人曾对美洲印第安人实施了种族灭绝行为，并且将欧洲的大部分疾病带到了那里。如果说19世纪以前的瘟疫是以马的速度传播的话，那么今天的流行病就是以飞机的速度进行传播的。瘟疫到达某一城市后，人们最常用的应对方式是“隔离”。这是一个很古老的观念，至少在14世纪这一措施就被运用了。到达威尼斯的旅行者和商人在黑死病流行期间要被隔离40天，因此“隔离”的意大利语“quarantena”是“40天”的意思。今天德语的“Quarantäne”和英语的“quarantine”都是由此而来。但隔离也会导致贸易活动的瘫痪，近代早期如此，今天也是一样。只要谈到瘟疫，人们马上会联想到国民经济的损失。

五、他者、污名化及刻板印象

李雪涛：面对瘟疫，人们一直在寻找替罪羊，在新冠病毒方面的替罪羊当然就是中国人，可以明显感觉到最初西方媒体攻击的对象是中国和中国人。之后欧洲人又被怀疑将病毒带到了印度、美国等地。作为医学史和医学伦理学的专家，您如何看待这种现象？从什么时候起，人们开始将传染病的替罪羊归于某一特定的族群？

房格劳：我认为这种将罪责归咎于某一族群，并对某一民族进行污名化的做法，可能会涉及任何一个民族。如果不愿意自己成为替罪羊，就要将罪责推给其他族群，认为某个民族更应当对某一事件负责任。如果新冠病毒来自墨西哥，那么我们今天就会认定墨西哥人要对此负责，因为他们没有控制好病毒。但诸如新冠这样的病毒是无法控制的。在德国公众的观念中，他们认定大部分的瘟疫都来自东方，因为那里是陌生的异域，是西方世界的他者。从美国的角度来看，他者常常是拉美地区的人，这些人是美国人偏见的对象。一旦这样的族群被找到之后，人们便会与之“划清界限”。被污名化的民族，总是边缘化的他者。其实这种做法从有文字记载瘟疫的历史以来，都是如此。人们不断寻找瘟疫的来源，并将视角转向“他者”，也就是那些所谓的外来者。最著名的一个例子就是14世纪鼠疫在欧洲大流行期间，作为基督教信众的欧洲人对犹太人实施的大屠杀，当时人们认为这场瘟疫是犹太人犯下的罪恶，指控他们在井里投了毒。人们总是认为，瘟疫是从外面传来的，这一观念跟瘟疫一样顽固。

李雪涛：这种将人性的低劣强加在另一个群体之上的做法，实际上是非常卑鄙的。其实当时犹太人中并没有很多人感染上鼠疫，最主要的原因是他们谨守着宗教上的禁律，然而即便如此，他们还是受到了欧洲当地人的怀疑。从东西交流的历史来看，从1096—1291年的十字军东征开始，欧洲以外的一切就都被视为罪恶的。天主教以外的宗教、文化、习俗都被认为是异端，应当坚决消灭，只有这样才能保证欧洲的安全，保持欧洲人的自我。而哲学家黑格尔所认为的“世界精神”（Weltgeist）是由东方发展到西方的。对黑格尔来说，亚洲代表着过去，西方人可以通过对亚洲的研究将历史唤回到记忆中。因此，东方的这个他者在文化史上由来已久。

房格劳：是啊，在与瘟疫打交道的过程中，对他者进行污名化，这涉及对某一民族的刻板印象，目的是与他者划清界限。至于传染病，人们一定会将传染源指向他者，以否定其与自我相关。只有将罪责推卸给了他者，人们才能在精神和良知上感到轻松，同时也为瘟疫本身赋予了意义。可悲的是，人们常常是以污名化他者的方式来安慰自身。西班牙流感期间，德国方面认为流感是协约国的殖民军带来的，因为他们住在拥挤狭窄的营房之中；而从协约国传出的说法是，病原体来自德国的实验室。

李雪涛：冷战结束以后，整个世界日益融为一体。20 世纪 90 年代我在德国留学期间，开始有申根国的出现，后来开始使用欧元。一直到新冠肺炎来临之前，国与国之间的边界似乎不再存在了。但新冠病毒是否也使得多年来形成的诸如“宽容”等观念在面对他者的威胁时，重又为“不宽容”所替代，使得所谓文明的边界重新呈现出来呢？

房格劳：刻板印象或抽屉式思维有助于将他人迅速定位。我完全不否认，此类思维在特定的社会语境下是有意义的，例如在有礼貌地与周围的人打交道时，我们不需要每次都重新讨论，就能知道应当如何对待这些人。凭感觉认定某个族群是病毒携带者的方式很简单，那就是要避开这些人，认为他们中的每一个都可能有着潜在的危险。千百年来，人们不断熟练地运用着这一极为古老的行为模式，有时甚至会将这些事件无限放大。例如，在近代早期会给麻风病人配一副发出声响的木片（德语称作 Warnklapper），他们走到哪里都要将木片敲响，以便让“正常人”及时避开这些病人。也就是说，要告诫人们提防一种被传染的危险，而另外一个人群则用具有警示作用的木片作为被污名化的标志。

李雪涛：这些刻板印象一旦形成，就很容易发展成文化偏见，而这种固化了的价值观很难在短时间内予以消除。污名化很可能会一代一代传下去。

房格劳：刻板印象的形成涉及一个持久的过程，包含多个步骤，人们得知并传播的某一族群的负面看法，有时甚至会进入知识的层面。在今天有关新冠病毒的讨论中，可以看到一种固定的思维模式："从中国来的人，如果咳嗽的话，从理论上讲他们已经感染上了新冠肺炎。"最初这还不是价值判断。第二步会从描述性的陈述进一步发展成为偏见。例如："所有来自中国的人都感染上了新冠病毒。"这一具有偏见性的刻板印象接着就导致了第三步：种族主义的行为，对某一族群采取鄙夷和歧视的态度。刻板印象会不断增强，最终这个被挤入某一角落中的族群，便很长时间都没有机会重新走出来。

李雪涛：您刚才提到了瘟疫史中的污名化和刻板印象，为什么会出现这种现象呢？

房格劳：对此有不同的理论解释。首先，这种刻板印象的思维定式要比从疾病、健康和族群等方面进行综合思考简单得多。刻板印象也可以从意识形态方面帮助自我或自我所属的社会群体，使他们具有更加明确的身份认同，并明显地感觉受到了保护。透过污名化和刻板印象能够使自我价值得到提升。污名化还能使对手在经济竞争中遭到削弱，可以使自身获得物质上的利益，尽管这样的做法是不道德的。最终，从历史的角度来看，污名化和刻板印象会产生长久的影响。

李雪涛：也就是说，在我们战胜了瘟疫之后，各种偏见依然会长久存在。

房格劳：污名化持续的时间可能要比瘟疫本身更长久。举例来讲，精神分析学家曾经尝试着对一些受到污名化的人进行心理疏导，告诉这些人其实污名与他们没有关系，但这些尝试大部分都以失败告终。这当然不仅仅局限于瘟疫。在集体思维模式中，污名化与刻板印象已经成为一种传统，通过童话、小说、电影或流行文化得以不断传播。只要思考一下任何一个具有负面内涵意义的身体特征或某一种疾病，就会明白刻板印象的所谓"附着性"是多么顽固：大腹便便的胖人一直都是偏见的对象，这种偏见早在 16 世纪宗教改革之前就已经形成：这些人放纵自己、懒惰，即便这些说法都是错误的。面对艾滋病病毒携带者，以往的偏见依然在起着作用。一个有意思的现象是，有些疾病被浪漫化，而另外一些则被丑化：肺结核就曾经被认为是死亡与疾病的理想化身，而梅毒和霍乱则被认为是反面的典型，成了丑闻的代表。

李雪涛："二战"之后，人类成功地控制住了疟疾，但肺结核仍然是最广泛与持久的人类传染病，每年死于肺结核的人数大约是 350 万。根据澳大利亚国立大学张宜霞、伊懋可（Mark Elvin）的研究，在 20 世纪 20 年代，中国每年有超过 85 万人死于肺结核病；到了 30 年代，这个数字达到了每年 120 万人，患病人数则超过 1000 万。两位研究者通过对不同时期各种数据的分析，发现飞沫，即咳嗽和喷嚏可以将结核杆菌从一个人传到另一个人身上。因此，过度拥挤的生活和工作环境是致病的重要因素，而这些并非像以往理想化的人所认为的，跟社会阶层有多大的关系。

您会如何估计新冠肺炎在社会中可能产生的影响呢?

房格劳:就像20世纪60年代末的“香港流感”和2003年的非典疫情一样，新冠肺炎也许只是增强了欧洲人的一种观念：在中国这一异域空间，由于人口密度高，瘟疫容易产生，并且会从那里开始向全世界传播。污名化比瘟疫本身更可怕。我们一定要注意，对瘟疫的恐惧已经深入到了人类的内心，即便在传染病发病率不断下降的工业国家也不例外。正如我在一开头提到的，我们所亲历的最后一次大规模的瘟疫是100年前的西班牙流感。不过，作为时间单位，100年对于整个人类的历史来讲，根本不算什么。

李雪涛:瘟疫会改变我们的习惯，在瘟疫面前，人类再次感到自己的无能为力。人类已经很久没有经历此类大规模的灾难了，我们不仅感到生命的脆弱，也感到了我们的社会是多么脆弱!

房格劳:从负面来看，新冠肺炎使我们看到了人类文明潜在的脆弱性。如果看一下媒体对于欧洲新冠肺炎的初期报道，就会看到意大利人被污名化，德国最西部的小镇海因斯贝格也不幸成为德国媒体的焦点，电视中到处是抢购手纸和口罩的民众……所有这些都显示出我们社会伦理的脆弱。但另一方面又可以看到，大家都在担心着家人的安全，孩子们通过视频跟爷爷奶奶对话，大流行病也向我们展示了为人类带来勇气和希望的一面。从启蒙和理性的方面来看，在这一特殊时期，人们比以往更愿意接受他人。人们更有理性，相互之间也表现得越加团结。

李雪涛:西班牙流感期间，不论是同盟国还是协约国，都为了自身利益而设置了报刊审查制度，因此我们从中根本看不到真实的情况。今天的情况当然完全不同了，在众多德国人也感染了新冠病毒之时，媒体的重要性便被凸显出来了。

房格劳：媒体关心的是哪些东西公众会感兴趣、最能吸引眼球，他们感兴趣的当然是在各地发生的恐怖和不祥事件。在这里我想提到一个电影类别，即“丧尸题材”。所谓“丧尸”通常是被病毒感染的人类，并且是嗜人肉、喝人血的怪物。这群丧尸也是异乡人，而故事所描写的又常常是病毒大暴发时的情景。如今这些影片中的虚构场景变成了现实的照片，从而引发了人们对鼠疫或其他瘟疫的集体记忆。

李雪涛：在历史上，从来没有一个时代像新冠肺炎暴发之前那样享有“充分的”“最大限度的”自由，我们已经习惯于此，常常将“我”与“我们”对立起来。不过现在一切都改变了，新冠肺炎之后，我们希望从最大限度的自由转到最大限度地实施国家防御措施和社会救济。

房格劳：如果为了阻断病毒的进一步传播，真正地实行了封城，也就是说原有的公共生活瘫痪了，公交车不再运行了，超市不再供应任何东西了，这些眼前的事情涉及每一个人和每一个家庭。在这种情况下，其他所有的一切都退居次要地位了。此时需要格外注意的是，临时实施的防疫法可能与宪法之间产生冲突。在这方面并不存在全球通用的固定模式，每个国家都要摸索出符合自身情况的防疫措施。

六、瘟疫对人类伦理可能产生的影响

李雪涛：瘟疫在多大程度上改变了公共与私人的生活？以往瘟疫的社会、历史和文化背景是什么样的？如果要继续保持今天的生活方式，作为个人我们应当如何去做？政治家和卫生部门又应当做些什么？其实新冠肺炎在今天已经绝不仅仅是一个医学现象了，诸如病毒、传染等概念已经超出了医学的界限。在现在很多国家和地区，都要求人和人之间要保持安全的社交距离。这种距离会对以后人和人之间的关系产生影响吗？

房格劳：您也看到了，在新感染的人数回落之后，很多地方又重新恢复了原有的生活。因此我担心的倒不是社交距离在此后能否迅速恢复，而是希望人们不要马上忘记曾经与瘟疫打交道的艰难日子。但问题是，人都是特别健忘的，疫情过去不久，大家就会将这一段经历抛到九霄云外去了。

李雪涛：被限制的旅行自由，没有观众的足球赛，教师对着屏幕上虚拟的学生讲课，即便是已经复工复产的公司，同事之间也相互保持着一定的社交距离……面对完全无章可循的疫情传播和残酷现实，能够抚慰大众心理创伤的很可能是那些从前我们完全不认可的世界观。您认为疫情可能对人类的伦理产生什么样的影响？

房格劳：还是以保持社交距离为例，在病毒学、流行病学和政治学上，呼吁保持距离是一种规范，这在道义上得到了支持。出于对他人和自己的责任，一个人应该保持社交距离。但这绝不意味着一个忘记戴口罩上学的孩子，就一定是个“坏”孩子。从人类历史上的瘟疫来看，每一次规模较大的疫病都会使之前的社会结构分崩离析，人们会抛弃旧有的价值体系，从前的生活方式、伦理道德也会遭到极大的挑战。

七、阴谋论

李雪涛：2020 年 5 月，腊碧士教授给我们北外的师生做了一场题为《瘟疫和新冠：其历史、现状和未来》的报告，讲座后有两个学生都提问说：新冠病毒是不是自然界对人类的惩罚？在新冠病毒肆虐之时，一些人被病毒感染而悲惨地死去，另外一些人则毫发无损，这是否代表着上帝的正义？当然也有人认为，病毒是在强迫人类逐渐取缔现金的使用。从医学史的角度，如何解释此类阴谋论？

房格劳：所谓的“阴谋论”在人类瘟疫史中是相当经典的。为什么呢？因为某种视角赋予了瘟疫特定的意义。这种视角最初源于宗教。在中世纪，人们相信瘟疫是上帝为了惩罚人类的罪孽而遣送至人间的。这当然也是人赋予瘟疫的意义。之后人们将“上帝”替换成了“自然界”等，或者也有这样的说法，即病毒代表着获得自由的自然要向技术世界表明，它是不可控制的。这些对病毒的归因，当然都是在瘟疫发生之后人为给出的。

李雪涛：公元 3 世纪时的迦太基主教塞普利安（Cyprian）曾经说过一段话，用来论证上帝令死神降临人间的正当性：“至于人类中正义者和非正义者都不加甄别地死去，在这一点上，您一定别误以为毁灭对善恶都是一致的。正义者被召去开始新生，非正义者被召去受刑；信仰者很快得到保护，不信仰者得到惩罚……”在欧洲很多天主教的教堂里常常会供奉罗马时期的基督教圣人和烈士圣塞巴斯蒂安的塑像，他双臂被捆绑在树桩或柱子上，被乱箭所射，而后来这些箭被解释为不可预见的黑死病。在历史上，他被认为是具有特殊能力的圣人，可以让人们免于瘟疫的侵害，因此在瘟疫流行的时代对他的供奉大大增加。

八、展望

李雪涛：德国哲学家雅斯贝尔斯一直强调“交往”（Kommunikation），他认为能否促进人类“交往”是衡量哲学的标准。

房格劳：一种传染病意味着从外面传来了什么东西，这是我们不认识的一种危险，它对肉体乃至生命都可能造成巨大危害。因为它是从外面传来的，所以我们首先要做的就是切断与外界的联系，避开外来的东西。而文化的驱动力则来自开放与交流，诚如雅斯贝尔斯所强调的“交往”一样。文化的生命力在于超越界限，建立关联，进行交往。如果对异域文化也进行“隔离”的话，那我们将无法应对新冠肺炎所带来的这场危机。如果病毒真的阻断了文化交流，那么这也会是社会的终结。

李雪涛：其实这种担忧大可不必，因为根据以往疾病史的经验，可以总结出其中的一个悖论：一个社会越是开放，疫病对其的破坏程度就越小。欧洲由于与世界各地的交流甚为密切，后来遭遇瘟疫的毁灭性打击的可能性就更小。如果长期不接触不同类型的传染病，人就无法获得相应的免疫力，从而更容易遭到瘟疫的致命打击。无论如何，新冠肺炎都不可能阻挡人类的交流与合作。

房格劳：是的。前面我们谈到过德国科学家科赫和他的团队的合作方式，而今天的合作方式是以往任何时代所无法比拟的：通过网络，我们可以连接世界范围内的所有研究团队。100 年前的科学交流依赖的是书籍和杂志，一位美国学者要想得到一篇德国学者的论文，至少是几天或几周后的事情。今天的情形则完全不同，但研究工作依然需要艰辛的努力。

李雪涛：新冠肺炎从暴发到现在已经半年多的时间了。一开始，很多著名的科学家都出来"预测"，新冠病毒会像非典病毒一样在夏天来临之际自然消失。现在看来事情并非那么简单。不仅非典病毒依然存在，许多被世界卫生组织宣布从地球上消除的疫病，如疟疾和天花，我们今天也很难肯定地说，这些病毒不会有朝一日卷土重来。

房格劳：我也不认为新冠病毒会自然消失。它会永远伴随着我们。如果能够研制出新的药物加以有效预防，它渐渐地会淡出我们的关注范围，就像其他已经被人类控制住的病毒和细菌一样。举例来讲，霍乱在西方工业国家已经不存在了，这与 20 世纪以来饮用水的改善有着根本的关系。疟疾在德国也消失了，因为沼泽地中的水早已被排掉了。但事情远非这么简单，气候的变化也使各种疾病改变了原有的特征，或者以增强的方式再次出现，或者真的永远消失。我的预测是，气候变化还会给人类带来一场前所未有的健康挑战。

李雪涛：人类的行为在大流行病期间都被无限放大了，社会的不公正也由于疫情变得尖锐化。2020 年 5 月 25 日，美国黑人弗洛伊德（George Perry Floyd）在疫情防控期间的非正常死亡，加剧了种族之间的冲突。新冠肺炎可能给我们带来什么教训呢？

房格劳：回溯历史，我们在每一次大流行病中都可以观察到：社会结构分崩离析，人们相互指责对方为病毒的罪魁祸首，由于社会的不公正而引发骚动。因此，在未来抗击疫情的道路上，人类需要更多的共同担当，而不是相互指责推诿。国际合作当然重要，但在地区和社区层面所采取的措施也发挥着举足轻重的作用。各国科学家应当团结一致，尽快研发出新冠疫苗，并合成治疗的新药；各国民众要形成打破疫病既定传播模式的卫生习惯。当这场大流行病过去之后，我们必须对采取过的措施及其效果进行系统的评估，同时修订那些业已存在的应对大流行病的计划，并加以严格实施。我们必须未雨绸缪，为未来可能暴发的新疫情储备足够的物质。这样做当然会产生财政费用，有些人可能会怀疑这些东西八辈子都用不着，但在疫情防控期间，这些却都是救命稻草。且看此次新冠疫情的情况：如果有足够的卫生和医疗设施，有足够的物资供应作保障，很多国家的抗疫斗争就不会这么被动。历史上，每一次大的瘟疫消退后，人们马上就会将之忘得一干二净：1958 年的“亚洲流感”和 1968 年的“香港流感”后是这样，2003 年的非典疫情后也不例外。我只是希望新冠肺炎过后，事情有所改变。

李雪涛：麦克尼尔认为：“先于初民就业已存在的传染病，将会与人类始终同在，并一如既往，仍将是影响人类历史的基本参数和决定因素之一。”一般来说，历史学家对于历史问题的兴趣来源于其对现实生活的体验。我想，经过新冠肺炎疫情之后，历史学家可能会对以往的历史有新的认识。

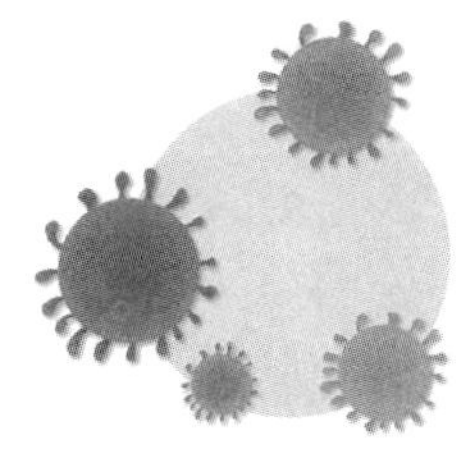

人名译名对照

A

阿甘本（Agamben, Giorgio 1942— ）

意大利维罗拉大学美学教授，巴黎国际哲学学院教授。

B

培根（Bacon, Francis 1561—1626）

英国散文家、哲学家。

贝多芬（Beethoven, Ludwig van 1770—1827）

德国作曲家。

薄伽丘（Boccaccio, Giovanni 1313—1375）

意大利作家、诗人。

波苏（Borsò, Vittoria 1947— ）

德国杜塞尔多夫大学教授。

布迪厄（Bourdieu, Pierre 1930—2002）

法国社会学家。

老布什（Bush, George H. W. 1924—2018）

美国第 41 任总统。

小布什（Bush, George W. 1946— ）

美国第 43 任总统。

C

加缪（Camus, Albert 1913—1960）

法国作家、哲学家。

塞利（Celli, Angelo 1857—1914）

意大利卫生学家。

克林顿（Clinton, Bill 1946— ）

美国第 42 任总统。

科尔特斯（Cortés, Hernán 1485—1547）

西班牙航海家、探险家。

克罗斯比（Crosby, Alfred W. 1931—2018）

美国历史学家。

D

戴蒙德（Diamond, Jared 1937— ）

美国演化生物学家、生理学家、生物地理学家以及非小说类作家。

德布林（Döblin, Alfred 1878—1957）

德国作家。

德罗斯滕（Drosten, Christian 1972—）

德国柏林夏利特医院病毒学研究所所长。

E

埃利亚思（Elias, Norbert 1897—1990）

德国社会学家。

艾默瑞奇（Emmerich, Rudolf 1852—1914）

德国细菌学家。

恩格斯（Engels, Friedrich 1820—1895）

德国哲学家、思想家。

F

法尔（Farr, William 1807—1883）

英国流行病学家、现代流行病学创始人。

福奇（Fauci, Anthony S. 1940— ）

美国国家过敏和传染病研究所所长。

法兰卡斯特罗（Fracastoro, Girolamo 约 1477—1553）

意大利医生、作家。

福柯（Foucault, Michel 1926—1984）

法国哲学家。

弗兰克（Frank, Johann Peter 1745—1821）

德国卫生学家。

G

加夫基（Gaffky, Georg 1850—1918）

德国统计学家。

高维勒（Gauweiler, Peter 1949— ）

德国保守党议员。

歌德（Goethe, Johann Wolfgang 1749—1832）

德国文学家、自然科学家。

戈加斯（Gorgas, William Crawford 1854—1920）

美国军医总监，陆军准将。

格朗特（Graunt, John 1620—1674）

英国统计学家。

H

哈塞尔（Hassall, Arthur Hill 1817—1894）

英国化学家。

海涅（Heine, Heinrich 1797—1856）

德国诗人、散文家。

亨勒（Henle, Jakob 1809—1885）

德国病理学家、解剖学家。

胡克（Hooke, Robert 1635—1703）

英国科学家。

胡普（Hueppe, Ferdinand 1852—1938）

德国细菌学家、卫生学家。

赫伊津哈（Huizinga, Johan 1872—1945）

荷兰语言学家、历史学家。

胡滕（Hutten, Ulrich von 1488—1523）

德国人文主义学者、诗人。

J

詹纳（Jenner, Edward 1749—1823）

英国医学家。

K

康德（Kant, Immanuel 1724—1804）

德国哲学家。

克尔凯郭尔（Kierkegaard, Søren 1813—1855）

丹麦哲学家、神学家。

科赫，理查德（Koch, Richard 1882—1949）

德国医学史家、医学哲学家。

科赫，罗伯特（Koch, Robert 1843—1910）

德国医生、细菌学家。

科尔（Kohl, Helmut 1930—2017）

德国前总理。

哥伦布（Kolumbus, Christoph 1451—1506）

意大利航海家。

库尔茨（Kurz, Sebastian 1986— ）

奥地利总理。

L

拉舍特（Laschet, Armin 1961— ）

德国北莱茵 - 威斯特法伦州州长。

拉韦朗（Laveran, Alphonse 1845—1922）

法国病理学家。

勒庞（Le Pen, Jean-Marie 1928— ）

法国政治家，极右党派国民阵线领导人。

拉迪里（Le Roy Ladurie, Emmanuel 1929— ）

法国历史学家。

列文虎克（Leeuwenhoek, Antoni van 1632—1723）

荷兰微生物学家。

勒夫勒（Loeffler, Friedrich 1852—1915）

德国细菌学家。

M

马伦 / 伤寒玛丽（Mallon, Mary 1869—1938）

美国发现的第一位无症状伤寒杆菌带菌者。

托马斯·曼（Mann, Thomas 1875—1955）

德国作家。

马尔克斯（Márquez, Gabriel García 1927—2014）

哥伦比亚作家。

马克思（Marx, Karl 1818—1883）

德国思想家。

迈尔（Mayr, Anton 1922—2014）

德国感染学家。

麦克尼尔（McNeill, William H. 1917—2016）

德国历史学家。

梅根（Meigen, Johann 1764—1845）

德国昆虫学家。

默克尔（Merkel, Angela 1954— ）

德国联邦总理。

莫扎特（Mozart, Wolfgang Amadeus 1756—1791）

奥地利音乐家。

N

拿破仑一世（Napoleon I. 1769—1821）

法兰西第一帝国皇帝。

O

奥巴马（Obama, Barack 1961— ）

美国第 44 任总统。

奥斯特林（Oesterlen, Friedrich 1812—1877）

德国医生。

P

帕西尼（Pacini, Filippo 1812—1883）

意大利病理学教授。

巴斯德（Pasteur, Louis 1822—1895）

法国微生物学家、化学家。

佩珀雷尔（Pepperell, Caitlin）

美国威斯康星大学麦迪逊分校研究人员。

佩滕科弗（Pettenkofer, Max 1818—1901）

德国卫生学家。

配第（Petty, William 1623—1687）

英国经济学家。

Q

凯特勒（Quetelet, Adolphe 1796—1874）

比利时统计学家、数学家、天文学家。

R

拉比诺（Rabinow, Paul 1944— ）

美国伯克利州加利福尼亚大学人类学教授。

里根（Reagan, Ronald 1911—2004）

美国第 40 任总统。

罗斯，尼古拉斯（Rose, Nikolas 1947— ）

英国伦敦政治经济学院生物中心教授。

罗斯，罗纳德（Ross, Ronald 1857—1932）

英国微生物学家。

吕费耶（Ruffié, Jacques 1921—2004）

法国人类学家。

S

萨拉森（Sarasin, Philipp 1956— ）

瑞士历史学家。

席勒（Schiller, Friedrich 1759—1805）

德国诗人、哲学家、历史学家和剧作家。

斯诺（Snow, John 1813—1858）

英国麻醉学家、流行病学家。

索德（Söder, Markus 1967—）

德国巴伐利亚州州长。

索尼亚（Sournia, Jean-Charles 1917—2000）

法国外科医生兼医学史家，法国内外科学院院士。

施泰因（Stein, Lorenz von 1815—1890）

德国经济学家、社会学家。

苏斯穆特（Süssmuth, Rita 1937— ）

前德国联邦议会议长。

T

塔登（Thadden, Elisabeth von 1961— ）

德国记者。

蒂森（Thießen, Malte 1974— ）

德国奥登堡大学教授。

修昔底德（Thukydides 前 454—约前 396）

雅典人，古希腊历史学家。

托蒂（Torti, Francesco 1658—1741）

意大利医生。

特朗普（Trump, Donald 1946— ）

美国第45任总统。

V

维列尔梅（Villermé, Louis René 1782—1863）

法国外科医生。

W

瓦瑟曼（Wassermann, August 1866—1925）

德国免疫学家、细菌学家。

韦伯（Weber, Max 1864—1920）

德国社会学家、政治学家、经济学家、哲学家、思想家。

威勒（Wieler, Lothar 1961— ）

德国罗伯特·科赫研究所所长。

Y

耶尔森（Yersin, Alexandre 1863—1943）

法国微生物学家，出生于瑞士。

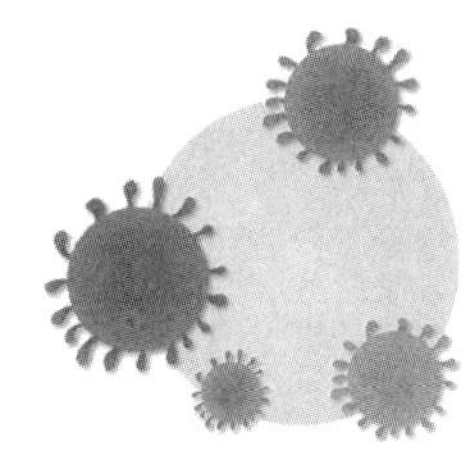

中心词译名对照

AfD
德国另类选择党

AIDS
艾滋病

ALS
肌萎缩侧索硬化

Ancien Régime
旧制度

Anopheles
疟蚊

ansteckende Krankheit
传染病

Anthropozän
人类世

Apicomplexa
顶复亚门

Asiatische Grippe
“亚洲流感”

Autonomie
自主性

Bakteriologie
细菌学

Biologie
生物学

Biomedizin
生物医学

Biopolitik
生命政治

Case-Control /Fall-Kontroll-Studie
病例对比研究

CDC
美国疾病控制与预防中心

ChinaCDC
中国疾病预防控制中心

Chinarinde
中国树皮（金鸡纳树皮）

Chloroquin/ Resochin
氯喹 / 磷酸氯喹

Cholera
霍乱

COPD
慢性阻塞性肺疾病

Corona–Virus
冠状病毒

Covid–19
2019 冠状病毒病（新冠肺炎）

DDT
滴滴涕

der rote Blutfarbstoff
血红蛋白

dicken Tropfen
厚滴

Duffy–Antigen
达菲抗原

Durchfall /Dysenterie
腹泻 / 痢疾

Ebola
埃博拉病毒

Endemie
地方性疾病

Epidemie
流行病

Epidemiologie
流行病学

Eradikation
根除

Erreger / Keim
病原体

Evidenzbasierte Medizin (EBM)
循证医学

Feumis aestivo–autumnalis
夏秋发热

Fieber
发热

Fleckfieber
斑疹伤寒

Flower–Power–Kultur
权力归花文化

Gametozyte
配子体

Gelbfieber
黄热病

Genom
基因组

Geschichte an und für sich
自为的和为他的历史

Gesundheitsbegriff
健康概念

gezielte Therapien
靶向治疗

Globalisierung
全球化

Grippe / Influenza
流感

Herpes Zoster
带状疱疹

HIV
艾滋病病毒

Hongkong-Grippe
“香港流感”

Hypnozoiten
休眠子

Immunität
免疫

Immunologie
免疫学

Impfung
预防接种

Infektionskette
感染链

Infektionskrankheiten
传染病

Infektionsrate
感染率

Infrastruktur
基础设施

Inkubation
潜伏

intermediäre Instanzen
中层机构

Isolation / Quarantäne
隔离

Johns Hopkins University
约翰·霍普金斯大学

Just in Time
准时制生产方式

Kameralismus
官房主义

Karneval
狂欢节

Keimträger / carrier
携带者

Kennzahlen
指标

Keuchhusten
百日咳

Kinderlähmung / Polio
小儿麻痹症

Kindersterblichkeit
儿童死亡率

Koch-Henle-Postulate
亨勒-科赫法则

Konstitutionshygiene
体质卫生学

Körper
躯体

Krankheitsbegriff
疾病概念

Krankheitsgewinn
疾病获益

Lagerfieber/ Kriegsfieber/ Feldfieber
营地热 / 战争热 / 野战热

Latenz
潜伏

Lepra
麻风病

Letalität
致死率

Locked-In-Syndrom
闭锁综合征

Magen-Darm
胃肠道

Malaria
疟疾

Malaria quartana
三日疟

Malaria tertiana
间日疟

Malaria tropica
热带疟疾

Masern
麻疹

Merozoite
裂殖子

MERS
中东呼吸综合征

Mikrobiologie
微生物学

Milzbrand
炭疽病

Mortalität /Sterblichkeit /Todesrate
死亡率

Mücken
蚊子

Mumps
腮腺炎

new emerging infectious diseases
新发传染病

Niederrheinischer Verein für Öffentliche Gesundheitspflege
下莱茵公共卫生保健协会

Öffentliche Gesundheit
公共卫生

Ökologie
生态学

Pandemie
大流行病

Pandemieplan
大流行病预案

PCR
聚合酶链反应

Pest
鼠疫

Peuplierungspolitik
人口政策

Plasmodium
疟原虫

Plasmodium falciparum
恶性疟原虫

Plasmodium malariae
三日疟原虫

Plasmodium vivax
间日疟原虫

Pneumonie
肺炎

Pocken
天花

Polio s. Kinderlähmung
脊髓灰质炎

pragmatische Medizingeschichte
实用医学史

Prävention
预防

Protozoa
原生动物

Provedittori alla Sanità
卫生主管

Public Health Emergency of International Concern, PHEIC
国际关注的突发公共卫生事件

Quarantäne
隔离

re–connaissance
再认识

Reformeugenik
改良优生学

Risikogruppe
风险群体

Robert–Koch–Institut RKI
罗伯特·科赫研究所

Röteln
风疹

sanitas terre
领土卫生

SARS
重症急性呼吸综合征（非典）

SARS–CoV–2
重症急性呼吸综合征冠状病毒 2 型（新冠病毒）

Säuglingssterblichkeit
婴儿死亡率

Scharlach
猩红热

Schizogonie
分裂生殖

Schizont
裂殖体

Schwarzer Tod
黑死病

Schweine–Grippe
猪流感

Selbsthilfe
自救

Seuche
瘟疫 / 流行病

Skandal(isierung)
恐慌

skandalisierte Krankheit
丑闻性疾病

soziale Distanz
社交距离

Spanische Grippe
西班牙流感

Spezies–Assanierung
物种清洁

Sporogonie
孢子生殖

Symptomfreiheit
无症状

Syphilis
梅毒

Tollwut
狂犬病

Triage
分诊

Trophozoite
滋养体

Tuberkulose
结核

Typhus
伤寒

Übersterblichkeit / Exzess–Mortalität
超额死亡率

Überwachung / Surveillance
监视

Vektor
携菌者

Vereine
协会

Verlauf
病程，疫情发展

Virus
病毒

Vor–Aufklärung
预启蒙

Wechselfieber
间歇性发热

Weltgesundheitsorganisation, WHO
世界卫生组织

Windpocken
水痘

Wirt
宿主

Wundinfektion
伤口感染

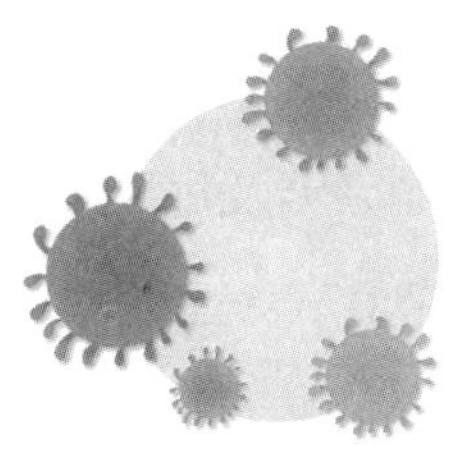

译后记

一

2020年春季学期，按照我们之前的安排，腊碧士教授要到北京外国语大学历史学院讲授一个月的全球史课程，由于1月下旬以来新冠肺炎疫情不断升级，最终他没能成行。在此期间，他与杜塞尔多夫大学医学历史、理论和伦理学研究所的房格劳教授合作撰写了这部《历史、当下及未来的大流行病》，并于4月发行了电子版，6月正式出版了纸质版，8月出版了修订版。

说实在的，2020年1月新冠病毒在武汉乃至全中国蔓延之前，我们一直认为瘟疫乃至疾病史跟21世纪的人类没有太大的关系。直到3月欧洲和美国同样陷入大流行的灾难之后，我们才逐渐意识到，人类的疾病史，也是我们自己的历史。腊碧士和房格劳教授所展示给我们的疾病史，无论从何种方面来讲，都是与每一个人有关的历史。实际上，即便不遇到新冠肺炎，每个人也都要经历出生、疾病、衰老和死亡，因此相对于其他历史，疾病史才是真正的“民主化的”、涉及每个人的历史。

但从历史学的角度来看，一直到20世纪下半叶，医学史才逐渐成为历史的一个组成部分，它不仅仅包括医生撰写的医疗史，而是将社会史的方方面面都纳入了研究范畴。腊碧士教授在本书的中文版序中特别指出：“在本书中，我们不是通过社会来看各种瘟疫和医学，而是通过各种瘟疫和医学来看各自的社会。”腊碧士教授本人除了具有医学博士的头衔外，还是社会学的哲学博士，因此他的研究是将医学研究史与社会史相结合的典范，他有关近代人类健康与医学方面的专著《卫生人》让作为人文学者的历史学家逐渐认识到近代以来“生活水平”（Lebensstandard）和“生命质量”（Qualität des Lebens）对于我们习以为常的政治史、经济史乃至文化史的意义。而作为训练有素的医学历史、理论和伦理学专家的房格劳教授，正好在医学理论和医学伦理学史方面做了必要的补充。

二

有关新冠肺炎的书籍已经有了一些，但通过以社会史为中心的疾病史，对近代以来的人类瘟疫史进行梳理，同时在历史中为新冠肺炎寻找其定位，此类图书并不多见。《历史、当下及未来的大流行病》其实更像是一部全球史的著作，它补充了我们以往所忽视的疾病史视角，是真正从整体上审视人类文明发展的大历史。一般来讲，历史学家对于历史事件的兴趣来自其对当下生活的实际经验。而《历史、当下及未来的大流行病》一书却向我们展示了瘟疫在人类历史变迁和文明发展中所扮演的角色。我相信，人类的一般经验在经历此次新冠肺炎之后，会发生很大的变化。书中既有对重要概念的阐述，也涉及18世纪以来欧洲特别是德国著名医学家的思想，此外还讨论了决策者所采取的应对各种疫情的政策，例如纯净的水源对霍乱疫情传播的遏制等。

《历史、当下及未来的大流行病》并非一本应时的“畅销书”，而是一部重要的疾病史著作。美国历史学家威廉·麦克尼尔指出：“长期以来那些学识渊博的学者在皓首穷经于各种遗存的文献时，对于人类疾病模式发生重大变化的可能性缺乏敏锐的洞察力。”① 房格劳和腊碧士这部著作的重要性在于，它希望通过解释各种疫病的循环模式对历史和当下的影响，将疾病史纳入普通历史的诠释之中，从而对社会现象做出更加合理的解释。

三

这部书的翻译方式是比较特殊的。尽管是多人合作的结果，但翻译却是一个不断商量、讨论的过程。在翻译之前，我们便建了一个微信群，作为作者的腊碧士教授也被拉入了这个群。在翻译的过程中，腊碧士教授通过在线的方式为我们讲解了所有的章

---

① 威廉·麦克尼尔著，余新忠、毕会成译:《瘟疫与人》，北京：中信出版社，2018年，第3页。

节，从章节的意义、概述，到其中涉及的具体问题、概念，都做了详细的解说。这对于我们这些非医学史专业的译者来讲，是非常重要的。第一步是要理解这些历史知识，其次才是如何用专业的汉语将这些内容表达出来。在这个过程中，我首先将所有的专业名词以“译名对照表”的方式翻译成了汉语，发给每一个译者，之后每一章的译者发现新的没有被纳入的专名或人名再告诉我，我再补充在新的“译名对照表”之中。具体的分工如下：第2章：李洁（波恩）；第3章：董悦（哈尔滨）；第4章：庄超然（徐州）；第5章：张雪洋（北京）、闫佳男（北京）；第6章：罗颖男（北京）；第7章：温馨（西安）；第8章：张欣（北京）；其余的部分都是由我来翻译的。书后的译名对照表来自作者提供的索引，我将其翻译成汉语，最终由董悦、庄超然、张欣三位做了最终的整理。

翻译的时候，我们所遵循的是“Simplex very sigillum”的原则，这句拉丁文的意思是“简明扼要乃是真理之印”。其中，最为重要的是要理解原文的意思，之后用简洁明了的汉语表达出来。我多年前读维吉尔（Publius Vergilius Maro）的著作时，曾经读到过这样一句话：“Non omnia possumus omnes.”意思是说，我们并不能做一切的事情。作为人类，我们在大的灾难面前有时显得那样无助，面对疫病时是那样脆弱。同样作为译者，我们的能力也是有限的。感谢腊碧士和房格劳两位作者，是他们为我们创作了翻译的底本。感谢我的翻译团队，尽管他们曾经都是我的硕士或博士生，但现在都在各自不同的岗位上承担着重要的职责，正是他们的鼎力相助，才使得这部著作的中文版能及时呈现在读者面前。感谢东方出版社的姚恋女士，她在听到我的介绍后欣然同意出版此书。感谢责任编辑王若菡女士为这本书做的细致的编辑加工工作。感谢杜塞尔多夫大学医学历史、理论和伦理学研究所的研究助理房莹女士，个别译文的段落是经过她与腊碧士教授的反复商量后才得以确定的。限于我们的学识，在迻译这部著作的过程中，疏漏、错误之处必定不少，对此我们期待着读者的批评意见。

李雪涛

2020 年 11 月于北外历史学院

图书在版编目（CIP）数据

历史、当下及未来的大流行病 /（德）海纳·房格劳（Heiner Fangerau），（德）阿冯斯·腊碧士（Alfons Labisch）著；李雪涛等译 .— 北京：东方出版社，2022.6
ISBN 978-7-5207-1379-5

Ⅰ.①历… Ⅱ.①海… ②阿… ③李… Ⅲ.①流行病学—医学史—世界 Ⅳ.①R18-091

中国版本图书馆 CIP 数据核字（2022）第 054583 号

历史、当下及未来的大流行病
（LISHI、DANGXIA JI WEILAI DE DALIUXINGBING）

作　　者：［德］海纳·房格劳（Heiner Fangerau）
阿冯斯·腊碧士（Alfons Labisch）
译　　者：李雪涛 等
策　　划：姚　恋
责任编辑：王若菡
装帧设计：UNLOOK unlook-guangdao.com
出　　版：东方出版社
发　　行：人民东方出版传媒有限公司
地　　址：北京市西城区北三环中路 6 号
邮　　编：100120
印　　刷：北京明恒达印务有限公司
版　　次：2022 年 6 月第 1 版
印　　次：2022 年 6 月第 1 次印刷
开　　本：640 毫米 ×950 毫米　1/16
印　　张：15.25
字　　数：164 千字
书　　号：ISBN 978-7-5207-1379-5
定　　价：69.80 元
发行电话：（010）85924663　85924644　85924641